ゲーム感覚で楽しめる大人の頭の体操

東大脳トレ

パズル作家
谷 政一郎

はじめに

　本書をお手に取っていただき、ありがとうございます。わたしは中学1年生のときにパズルを解くこと、そしてつくることに魅了され、パズル作家としてデビューしました。当時、最年少でパズル雑誌に自作の問題が最多の20問掲載されました。その後、現役東大生パズル作家として本を上梓し、周りの皆さまに支えられつつ、かれこれ13年活動しています。

　これまで500種類以上、7000問以上のオリジナル問題をつくってきましたが、いつも頭の中にあるのは「どうしたら解く人に楽しんでもらえるか」です。

　今、パズル業界は大きな過渡期にあります。型を決めてAIに指示をすれば、瞬時に大量の問題をつくってもらえます。私たちが目にする多くのパズル本はそのように量産された問題で構成されています。

　しかし、わたしはランダムに自動生成したパターンの問題では「作業」を生み出すことはできても、「感動」を生み出すことは難しいのではないかと考えています。

　パズルをつくる側も頭をひねって試行錯誤した結果、今までになかった解き方、今までになかった答えが導き出され、それが解けたときの爽快感、ひらめいたときの感動につながっていくと思うからです。

だからこそ、本書には皆さんが見たことのあるベーシックな問題も入れていますが、ほとんどはオリジナル問題にこだわりました。

　それも新しく複雑なルール性は時に独りよがりになってしまうため、できるだけシンプルなのに奥深いパズルを揃えました。難しすぎて解きようがない、簡単すぎて解きがいがない。どちらにも寄らないよう、一問一問緻密な計算のもとにつくられています。そのため、各問の最後には答えだけでなく、制作の裏話も解説として記載しています。制作には1年以上を要しましたが、AIでは生み出しにくいパズルの面白さ、楽しさを堪能していただけるものが完成したと思っています。さらにパズルには、さまざまな効果があることが科学的に証明されています。

- 効果的な情報を覚える方法を使えるようになる
- 情報をできるだけ早く処理・操作できるようにする
- ある情報を覚えながら、別の作業をおこなえるようにする
- 物事の関係や因果関係を正確に考えることができるようにする

　単純にパズルを楽しむだけでなく、それぞれに対応した問題で構成されているので、本書を通して認知機能を高める頭の使い方ができるようにもなります。また、各問には制限時間を設けています。制限時間を意識することで少し難易度が上がります。もし時間を意識せずにゆっくり解きたい方はご自身のペースで解答していただいてかまいません。本書がパズルの面白さを再発見しながら、思考力を育成する一助になればさいわいです。

CONTENTS

はじめに ·········· 2

1 ブロック入れ ·········· 7

2 ワードエリア ·········· 17

3 ベネチア迷路 ·········· 27

4 回転漢字 ·········· 37

5 ピッタリ10 ·········· 47

6 ブロック数え ·········· 57

7 規則文字列 ·········· 67

8 全点通過 ·········· 77

9 漢字十字 ·········· 87

10 長方形分割 ·········· 97

11 ライトハウス 107

12 落ち字拾い 117

13 一筆書き 127

14 熟語づくり 137

15 数字つなぎ 147

16 空間把握 157

17 ナンバーピラミッド 167

18 猪突猛進 177

19 ワードスネイク 187

20 ナンプレ 197

おわりに 208

最終問題 210

1
ブロック入れ

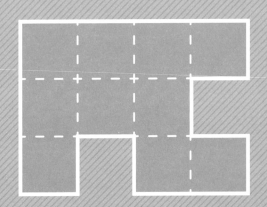

1 ブロック入れ

本書の 20 種類のパズルの 1 つ目、シンプルなひらめきパズル、「ブロック入れ」です。ブロックの形を注意深く見ながら、枠にはめこんでいきましょう。直感で解く右脳派、論理で解く左脳派、あなたはどちらでしょう？

ルール

ブロックを枠に入れましょう。回転させても良いですが、裏返してはいけません。

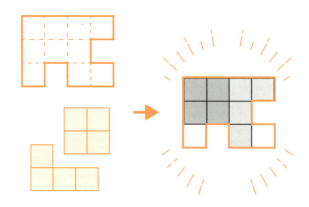

解き方

[1] この例題の場合は、①と②のピースを、うまいこと回転させながら左の枠にはめこみます。ピースを裏返すことはできません。

解き方は2種類あります。

1つ目は、右脳的なひらめきで解く方法。①②のピースを試しにはめこみながら、試行錯誤して正解を見つけましょう。

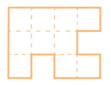

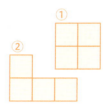

[2] 2つ目は、左脳的な論理力で解く方法。今回の場合、①のピースに注目すると、枠へのはめ込み方は図のA-B-D-EかB-C-E-Fの2通りしかありません。

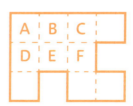

[3] B-C-E-Fの場合、②のピースを入れる場所がなくなってしまうため、①をA-B-D-Eに入れることが確定し、右側の余ったスペースに②をはめこんだら完成です。

ブロック入れ ❶ レベル★

制限時間／2分

> 問題

ブロックを枠に入れましょう。回転させても良いですが、裏返してはいけません。

(1)

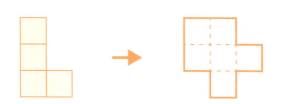

(2)

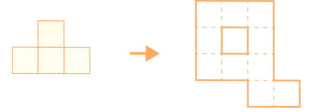

(3)

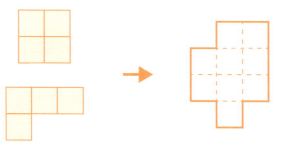

ブロック入れ ❷ レベル★★

問題

ブロックを枠に入れましょう。回転させても良いですが、裏返してはいけません。

(1)

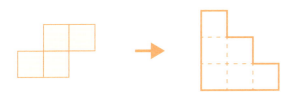

(2)

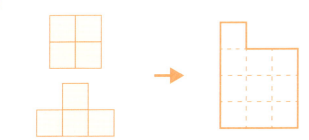

(3)

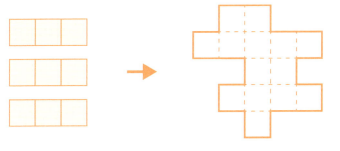

ブロック入れ ❸ レベル★★★

制限時間／5分

問題

ブロックを枠に入れましょう。回転させても良いですが、裏返してはいけません。

(1)

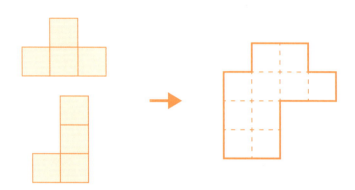

(2)

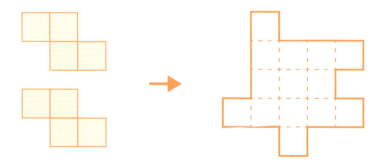

ブロック入れ ❶ レベル★

答え

(1)

(2)

(3)

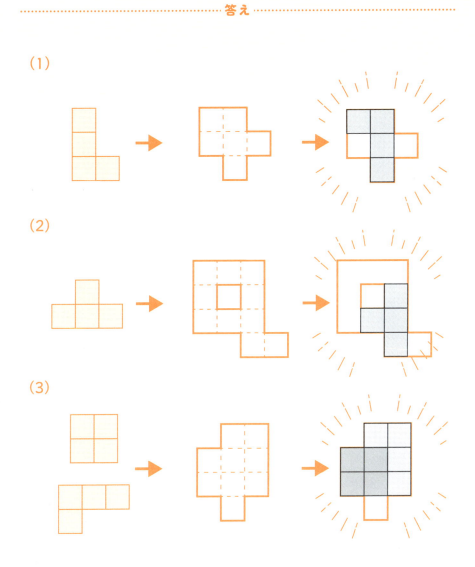

13

ブロック入れ ❷ レベル★★

答え

(1)

(2)

(3)

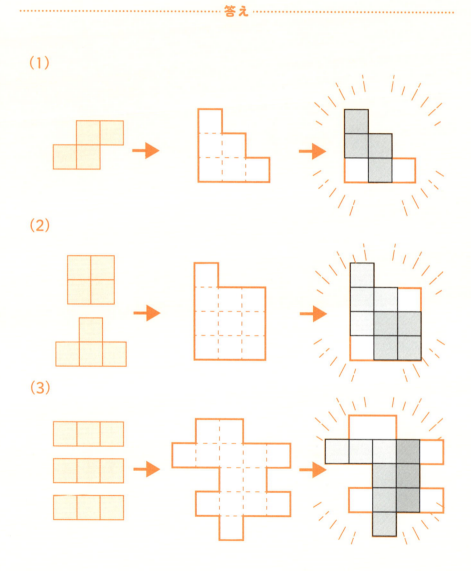

ブロック入れ ❸ レベル★★★

答え

(1)

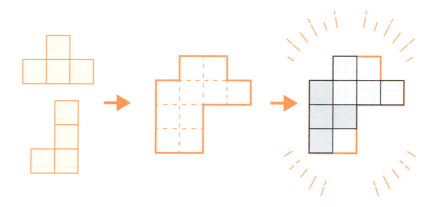

(2)

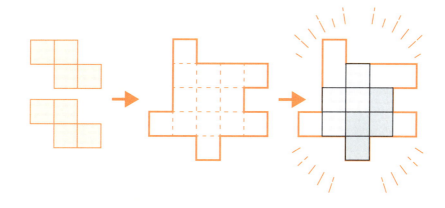

15

解説

　誰でも気軽にサクサク解けて、一方でたまに歯ごたえもある、そんなパズルが最初にあるといいなと思い、採用したのが「ブロック入れ」です。人によってはさらっと解ける問題、難しいと感じる問題、かなりバラけるのではないかと思います。それもまたパズルの醍醐味ではないでしょうか。

　解き進められた方はお気づきかもしれませんが、このパズル、「ブロックを回転できるが裏返せない」ということが非常に重要になってきます。このルールをブロック入れ①の (1) と (3) で体感してもらいつつ、同時に狭い場所にぴたりとはまる体感を (2) で感じてもらい……そしてブロック入れ②③ではすべて違う雰囲気のブロックの組み合わせで、時にすぐひらめいたり、時にちゃんと考えないと永遠にはまらなかったり……ということがあると思います。つまずいた問題は、ぜひ周りの人にも出題してみてください！　意外な解き方が見つかるかもしれません。

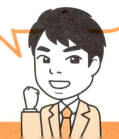

2
ワードエリア

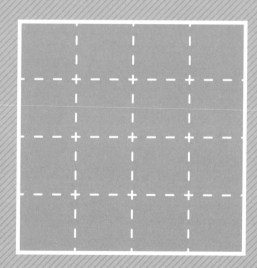

2 ワードエリア

シンプルだけれど奥が深いことばのパズル「ワードエリア」です。線を引いて盤面を切り分け、リストの言葉に分けていきましょう。論理、直感、ひらめきをバランスよく使って攻略していきましょう。

ルール

点線に線を引いて、リストの言葉と同じ文字の入るエリアに分けましょう。

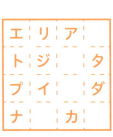 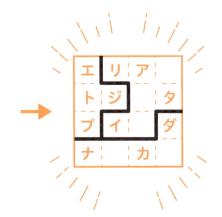

- エジプト
- カナダ
- イタリア

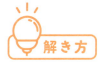

[1] まず盤面の左上に「エ」と「リ」がありますが、リストを見ると「エ」は「エジプト」、「リ」は「イタリア」に入ることがわかります。この2文字は違うエリアになるので、間に境界線を引けます。同様にして、「リ」の下や、「プ」の右と下も線が引けます。線は点線に沿ってしか引けません。

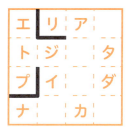

- エジプト
- カナダ
- イタリア

[2] 違うエリアどうしの文字の間に境界線を引いていくと、徐々に「エジプト」の輪郭が見えてきましたね。

　ここで、全体を見渡してみると、左下にある「イタリア」の「イ」を右上にあるほかの文字とつなげなければいけません。

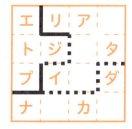

[3]「イタリア」がすべて1つのエリアに入るように囲ってあげます。

　このように、論理的に細かく決まるところと、「えいや！」と思い切って線を引くところを、バランスよく使っていきましょう。

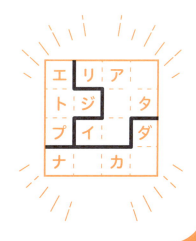

19

ワードエリア ❶ レベル★

制限時間／3分

問題

点線に線を引いて、リストの言葉と同じ文字の入るエリアに分けましょう。

(1)

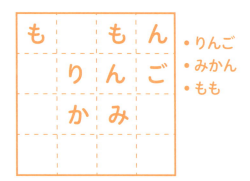

(2)

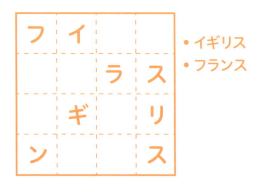

ワードエリア ❷ レベル★★

制限時間／6分

問題

点線に線を引いて、リストの言葉と同じ文字の入るエリアに分けましょう。

(1)

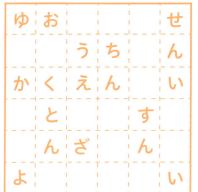

- おんせん
- ゆうえんち
- かいすいよく
- とざん

(2)

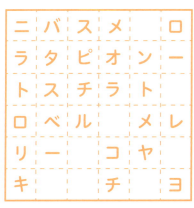

- バニラ
- チョコレート
- ストロベリー
- ピスタチオ
- キャラメル
- メロン

ワードエリア ❸   レベル★★★

制限時間／**8**分

> 問題

点線に線を引いて、リストの言葉と同じ文字の入るエリアに分けましょう。

(1)

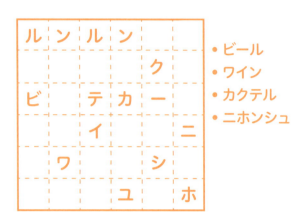

- ビール
- ワイン
- カクテル
- ニホンシュ

(2)

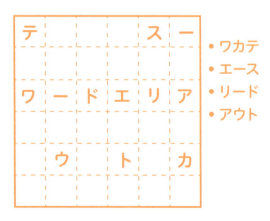

- ワカテ
- エース
- リード
- アウト

ワードエリア① レベル★

・・・・・・・・・・・・・・・・・・・・・ 答え ・・・・・・・・・・・・・・・・・・・・・

(1)

も		も	ん
	り	ん	ご
	か	み	

→

も		も	ん
	り	ん	ご
	か	み	

(2)

フ	イ		
		ラ	ス
	ギ		リ
ン			ス

→

フ	イ		
		ラ	ス
	ギ		リ
ン			ス

23

ワードエリア❷ レベル★★

········· 答え ·········

(1)

ゆ	お			せん
	う	ち	ん	
か	く	え	ん	い
	と		す	
	ん	ざ	ん	
よ				い

→

(2)

ニ	バ	ス	メ	ロ
ラ	タ	ピ	オ	ン
ト	ス	チ	ラ	ト
ロ	ベ	ル		メ	レ
リ	ー		コ	ヤ
キ		チ		ヨ

→

24

ワードエリア ❸ レベル★★★

·· 答え ··

(1)

(2)

25

解説

　シンプルながら奥深い「ことば」のパズルをつくりたいと思い、オリジナルで制作したのが「ワードエリア」になります。線を引いて盤面を切り分け、リストの言葉に分かれるようにするだけなのですが、意外に複雑な問題ができたり、引っかけあり、伏線あり、遊びありと奥行きのあるパズルになっています。

　また、全問題リストの言葉は類似する単語でまとめてあり、解きながらイメージや過去の思い出を思い浮かべられるような、そんな色とりどりの三次元が平面から浮かび上がればいいな、と思いながらつくっていました。

　ワードエリア①の1問目は、簡単で解けそうだが軽い「やられた」感のある問題、2問目も1問目同様直感的に線が引ける問題。逆にワードエリア②の2問は、論理的にしっかり歯ごたえのある問題。そして③の最後の2問は、見た目も遊びながら、論理と直感をバランスよく使って気づけば爽快、でも悩んでいるむずがゆい時間も多い……という構成にしてみました。いかがでしたでしょうか。

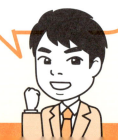

3
ベネチア迷路

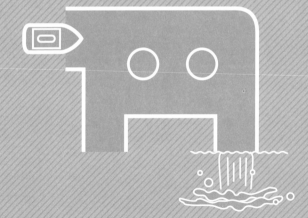

3 ベネチア迷路

オリジナルパズル、ベネチア迷路です。ベネチアのゴンドラの水夫になった気分で、ゴンドラを迷路から出してあげましょう。観察眼、俯瞰力が試されるパズルです。

ルール
ボートをうまく誘導して迷路から脱出しましょう。
内側が直角になっている箇所は曲がれません。

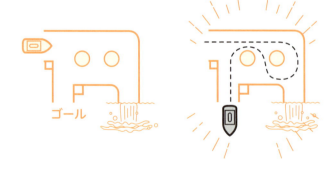

解き方

[1] ボートをうまく誘導しながら、水流迷路を抜けてうまくゴールまでたどりつきましょう。

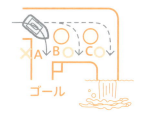

[2] ポイントは、曲がれる角と曲がれない角があることです。図のA、B、Cのうち、BとCは丸い角で曲がることができますが、Aを曲がるときの内側が直角で曲がることができません。したがって、BかCのどちらかで曲がります。

[3] 基本的には外れの道を選んでもクルクル回るだけなので、試行錯誤しながら解いてみてください。指でなぞりながら解くのがオススメです。

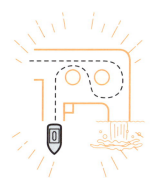

ベネチア迷路 ① レベル★

制限時間／2分

問題

ボートをうまく誘導して迷路から脱出しましょう。
内側が直角になっている箇所は曲がれません。

(1)

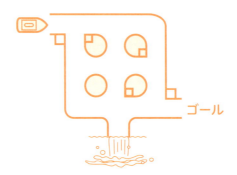

(2)

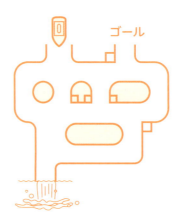

ベネチア迷路❷ レベル★★

制限時間／**4**分

問題

ボートをうまく誘導して迷路から脱出しましょう。
内側が直角になっている箇所は曲がれません。

(1)

ゴール

(2)

ゴール

31

ベネチア迷路 ③ レベル★★★

制限時間／6分

問題

ボートをうまく誘導して迷路から脱出しましょう。
内側が直角になっている箇所は曲がれません。

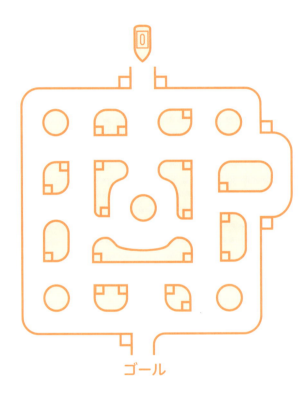

ゴール

ベネチア迷路 ❶ レベル★

答え

(1)

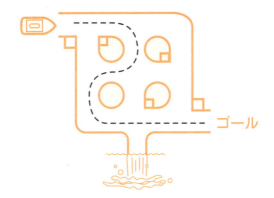

(2)

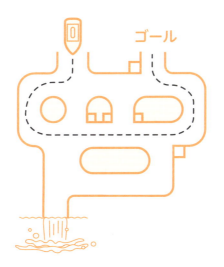

ベネチア迷路②　レベル★★

········· 答え ·········

(1)

ゴール

(2)

ゴール

ベネチア迷路 ❸ レベル★★★

答え

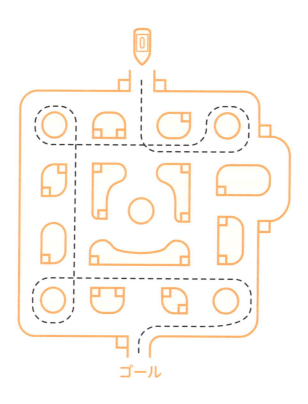

解説

　拙著『東大パズル王　世界でいちばんアツいパズル』（KADOKAWA、2019年）でも採用したこちらのパズルに、今回も新しく問題を書き下ろしてラインナップに加えました。「ブロック入れ」「ワードエリア」とは打って変わって、俯瞰と感性のパズルになります。比較的ロジカルに解く方法も存在するのですが、ここでは伏せておきます。

　ベネチア迷路①の2問ではまず問題の仕組みに慣れていただき、②(1)では折り返し構造（回転して同じ水路を逆向きに進む）が入りぐっと難しくなります。そして、意外な通り方をする②(2)と③の問題。「盲点だった！」と思わず笑ってしまうような通り方かもしれません。

　意外にするりと解けた方もいれば、苦戦した方もいるのではないでしょうか。気づいたら迷路に閉じ込められているクルクル感を楽しみながら解いてみてください。

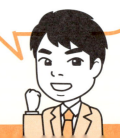

4

回転漢字

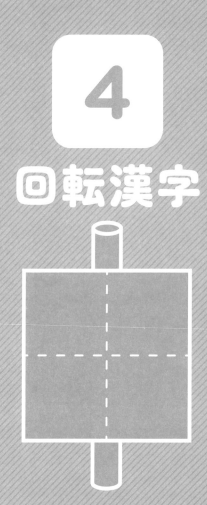

4 回転漢字

漢字パズルというより空間把握に近い問題です。頭の中で板をクルクルと高速で回転させて、何の漢字が浮かび上がるか考えてみてください。

ルール

板を1回転させると浮き上がってくる漢字1文字を答えてください。

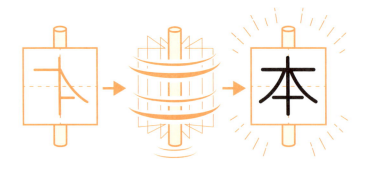

解き方

[1] 板を 1 回転させると、左側にあるパーツは右側に、右側にあるパーツは左側に、鏡のようにコピーされます。

[2] たとえば、クルクルと回転した結果、図のように右側にも横線 (A) が浮かび上がることになります。

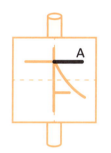

[3] この操作を各パーツに対して繰り返していくと……答えの「本」が浮かび上がりました！

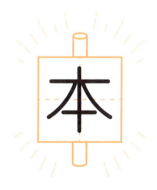

回転漢字 ① レベル★

制限時間／4分

問題

板を1回転させると浮き上がってくる漢字1文字を答えてください。

(1) (2)

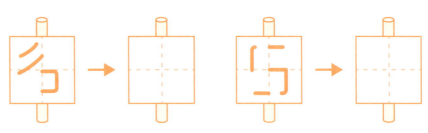

(3) (4)

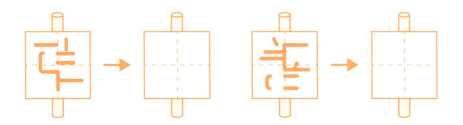

40

回転漢字 ❷ レベル★★

制限時間／6分

> 問題

板を1回転させると浮き上がってくる漢字で完成する言葉を答えてください。

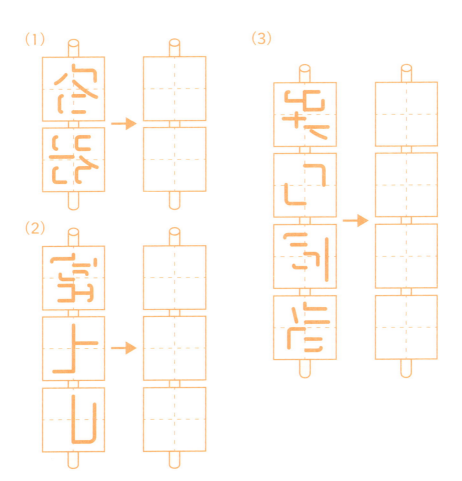

回転漢字 ③ レベル★★★

制限時間／8分

問 題

①板を1回転させて浮き上がってくる6つの漢字で3つの熟語を完成させてください。

②熟語のよみを番号に沿って並べ替えると、ある言葉が出来上がります。

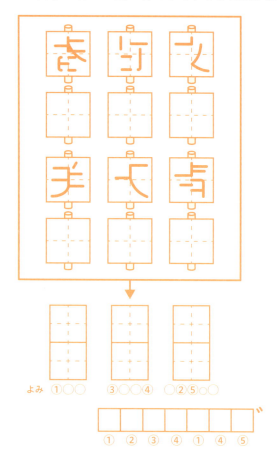

回転漢字 ❶ レベル★

answer: 答え

(1) (2)

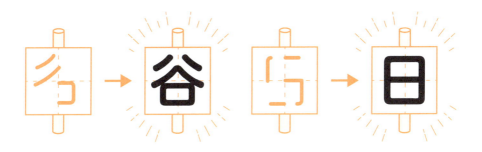

(3) (4)

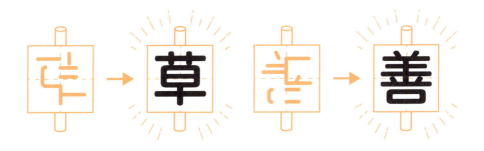

回転漢字 ❷ レベル★★

答え

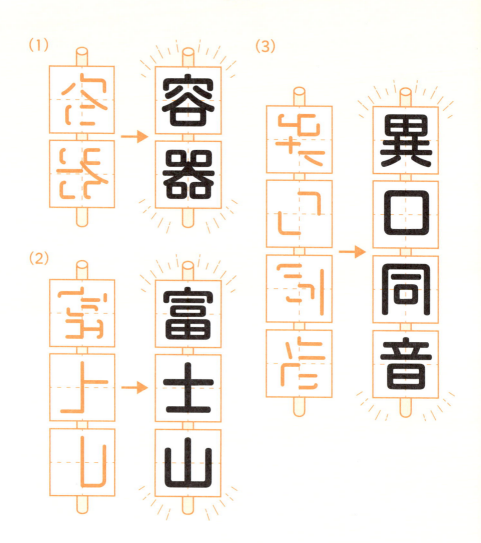

回転漢字 ❸ レベル★★★

答え

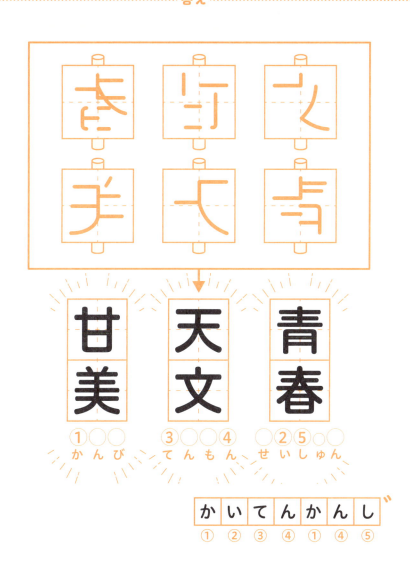

解説

　本パズル「回転漢字」は、本書向けに新しく発案したオリジナルパズルです。本来文字として使われているものを新たに図形的に捉え直すようなパズルがつくりたくなり、採用しました。

　お気づきの方もいらっしゃるかもしれませんが、本パズル、左右対称の漢字しか答えになることができません。そのため、回転漢字②③のように、すべての漢字が左右対称となる熟語を発掘するのが地味に大変で、まずは左右対称の漢字を数百個エクセルにリストアップし……（意外とあるのです！）、そのリストを眺めながら熟語になるものを探していくという、新たなつくり方をするパズルでつくり手としても非常に楽しかったです。本書で採用しなかった左右対称熟語のリストも数十におよび、世にも珍しいリストが副産物として生まれました。

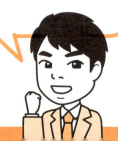

5 ピッタリ10

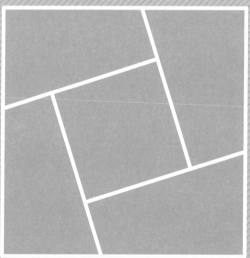

5 ピッタリ10

ここで最初の数字系パズル、ピッタリ10です。穴にピースをはめこんで、はめこまれたエリアの数字の合計が10になるようにしましょう。直感で選ぶのも、論理的に解くのも自由です。

> **ルール**
> 合計が10になるようにピースをはめましょう。

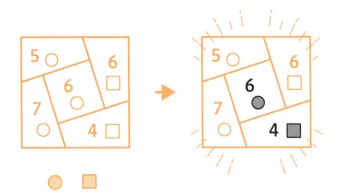

[1] ここでは、論理的な解き方をご紹介します。

　〇が入れられる場所はＡ、Ｂ、Ｃの３つです。

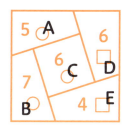

[2] 〇をＡにはめてみると、Ａは「5」ですが、□が入れられるのはＤの「6」とＥの「4」しかなく、いずれも合計「10」になりません。

[3] 同様に、〇をＢの「7」に入れても、合計が10となるような□を入れる場所はありません。

　したがって、〇をＣの「6」にいれ、□をＥの「4」に入れれば、合計が10となり完成です。

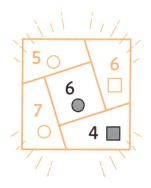

49

ピッタリ10 ❶ レベル★

問題

合計が10になるようにピースをはめましょう。

(1)

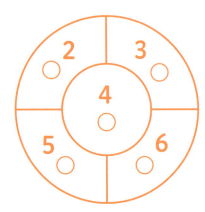

(2)

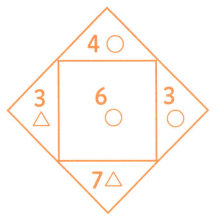

ピッタリ10 ❷ レベル★★

問題

合計が10になるようにピースをはめましょう。

(1)

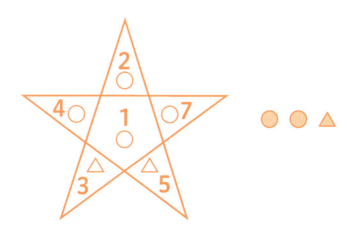

(2)

ピッタリ10 ③ レベル★★★

制限時間／6分

問題

合計が10になるようにピースをはめましょう。

(1)

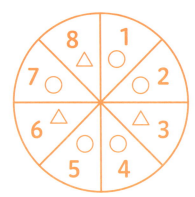

(2)

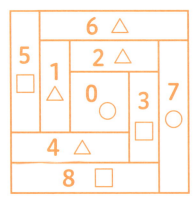

ピッタリ10 ① レベル★

答え

(1)

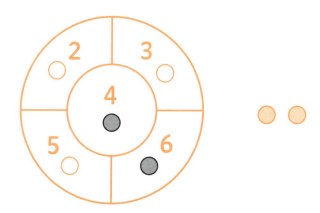

(2)

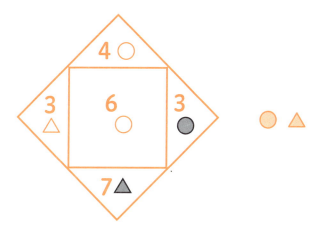

ピッタリ10 ❷　レベル★★

答え

(1)

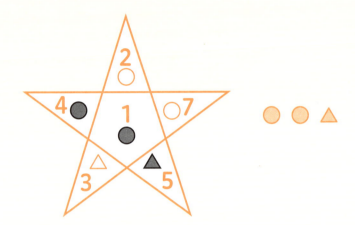

(2)

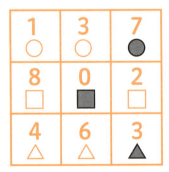

ピッタリ10 ③ レベル★★★

答え

(1)

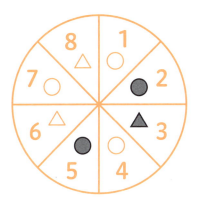

(2)

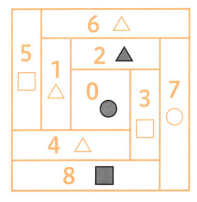

55

解説

　「ピッタリ10」は、本書で登場する最初の数字系パズルになります。一般のパズル本・雑誌にあるパズルの大半は数字や難しい言葉を使う問題が多く、ナンプレやクロスワードがその代表例になります。

　パズル問題として広く知られているものがその2つであるため、どうしてもパズル本は「数字がたくさんあって難しそう……」「計算が必要なの？　面倒くさい笑」と初心者には敬遠されがちです。

　今回はあえて数字系パズル・言葉系パズルの割合を減らし、とくに序盤は図形的・空間的で、直感的に解けるものを多く採用しました。

　とはいえこの「ピッタリ10」、シンプルでありながらしっかりと計算をしてもらう必要があります。計算自体は足し算だけ、数字もすべて一桁なので、久しぶりに小学校の授業を受けているような気分で、数字と戯れながら解いてみてください。

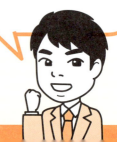

6
ブロック数え

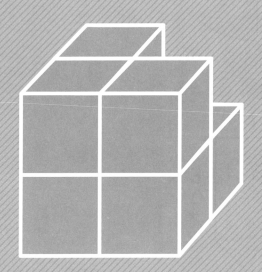

6 ブロック数え

積まれているブロックの数を数えましょう。空間把握能力が鍛えられるパズルになります。隠れている見えない場所を想像しながら解いてみてください。

ルール

積まれているブロックを数えましょう。ブロックはすべて立方体です。

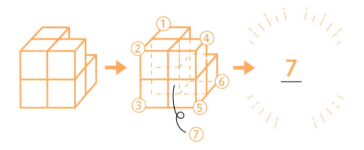

解き方

[1] 立方体のブロックの数を数えましょう。まず見えているブロックは、A、B、C、D、E、Fの6つになります。

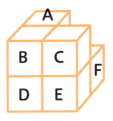

[2] 次に、見えていない場所を考えましょう。「A」が図の位置に存在するためには「A」の下にブロックが必要です。
上の段に3つ、下の段に4つのブロックが存在することがわかります。

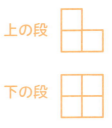

[3] したがって合計は図のとおり7個となります。

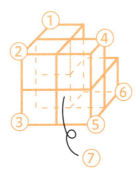

ブロック数え ❶ レベル★

問題

積まれているブロックを数えましょう。ブロックはすべて立方体です。

(1)

(2)

(3)

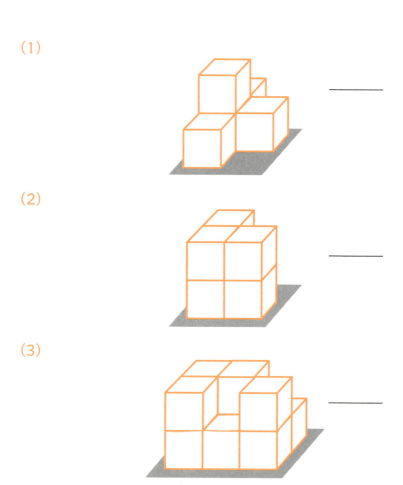

ブロック数え ❷ レベル★★

問題

積まれているブロックを数えましょう。ブロックはすべて立方体です。

(1)

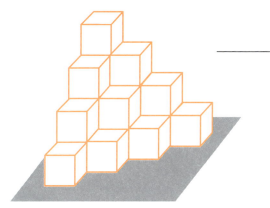

(2)

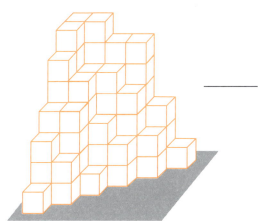

ブロック数え ❸ レベル★★★

問題

積まれているブロックを数えましょう。ブロックの形は直方体になっています。

(1)

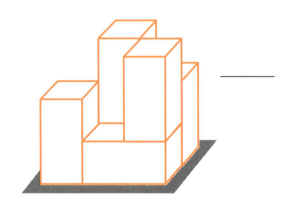

(2)

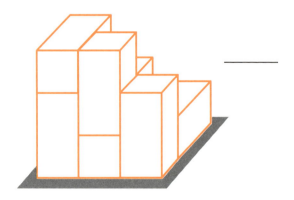

ブロック数え ❶ レベル★

――― 答え ―――

(1) 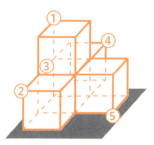 **5**

(2) 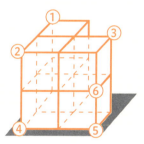 **6**

(3) 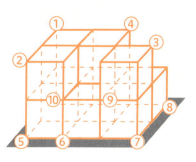 **10**

ブロック数え ❷ レベル★★

―――――― 答え ――――――

(1)

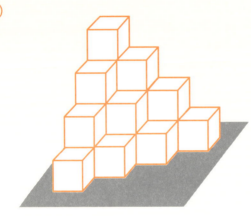

20

解説：
ブロックが 4 段積み重なっており、一番上の 1 段目から数えていきます。1 段目は 1 個、2 段目は 1 段目の下の 1 個に加えて新しく 2 個あるため (1+2) 個、3 段目は新しく 3 個あるため同様に (1+2+3) 個、4 段目は (1+2+3+4) 個となり、すべてを足して 1+(1+2)+(1+2+3)+(1+2+3+4) = 20 個となります。

(2)

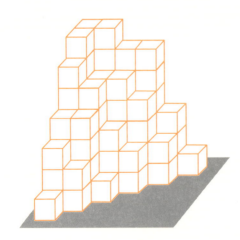

84

解説：
ブロックが 7 段積み重なっており、上の 1 段目から数えていきます。よく見ると、各段 3 個ずつ新しくブロックが増えているのがわかります。
3+6+9+12+15+18+21
= 3(1+2+3+4+5+6+7)
= 3 $\dfrac{7(7+1)}{2}$
= 84 個
となります。

ブロック数え ❸ レベル★★★

答え

(1)

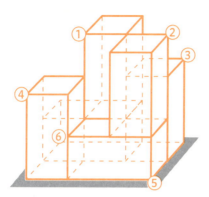

<u>6</u>

(2)

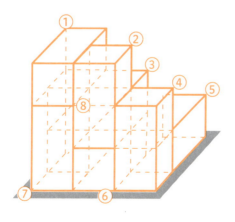

<u>8</u>

解説

　本パズル「ブロック数え」は、題材自体は古典的ですが、意外と色々遊びようがあるのでは……と思い今回のラインナップに加えることにしました。ザ・空間把握能力といった感じのパズルですので、脳の普段使わない部分を使いながら解いてみてください。筆者もつくりながら「うぬぬ……」と知恵を絞り、普段と違う頭の使い方をしている感覚がありました。

　ブロック数え①は割とシンプルな問題が揃っていますが、②から早くも雰囲気が変わります。まるで算数オリンピックのような問題です。そして③にいたってはシンプルながら一気に複雑性が増します。同じ種類で、ここまでページごとに雰囲気の異なるパズルはなかなかないのではないでしょうか。

　もし積み木があれば、実際に積み上げてみたり、断面図を書いたりしながら解いてみてください。

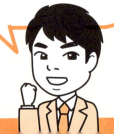

7

規則文字列

北 本 九 ?

7 規則文字列

数字のパズル、空間系のパズルと濃いものが続いたところで、突然ひらめき一本勝負の「規則文字列」になります。ある種「謎解き」にも近く、想像力も試されるこのパズル、ぜひチャレンジしてみてください。

ルール

規則を読み解いて ? に入る文字を当てましょう。

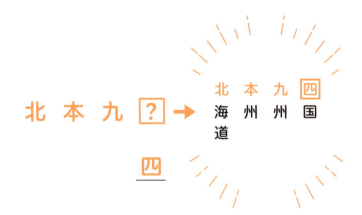

解き方

[1] 安定した解き方は正直とくにありません笑、文字から連想される言葉などを想像してみてください。

北　本　九　?

[2] この例題の場合は、「北」「本」「九」「?」と続きますが、「これらの漢字が共通して使われる場所がないかな……?」と考えてみます。たとえば北なら、「北国」「北風」が思いつきますが、関連語として「本」「九」を含むものがなさそうです。同様に、もしかして「きた」なのかとか、「North」なのかと色々考えながら、「北」海道が見つかれば解けたも同然です。今回は「九」州のほうが見つけやすいかもしれません。

北　本　九　?
国?
風?

[3] ヒントとしては、文字の並び方に注意することです。文字が後に無限に続くのか、今回のように4つ1組で終わっているのか。そういったところにも着目してみてください。

北　本　九　四

規則文字列 ❶ レベル★

制限時間／**5**分

問題

規則を読み解いて ? に入る文字を当てましょう。

(1)

$$1,\ 2,\ 4,\ 8,\ 16,\ \boxed{?},\ \cdots$$

_____

(2)

青　?　赤
　黄　緑

_____

(3)

🌙 , 🔥 , 💧 , ? , 🪙 , ⛏️ , ☀️

_____

(4)

$$O,\ T,\ T,\ F,\ F,\ S,\ S,\ E,\ \boxed{?},\ \cdots$$

_____

規則文字列 ❷ レベル★★

制限時間／**7**分

問題

規則を読み解いて ? に入る文字を当てましょう。

(1)

ぴ , ひ , び , ひ , ひ , ぴ , ひ , ? , …

―――――

(2)

親・人・中・ ? ・小

―――――

(3)

月 , 月 , 生 , 月 , 月 , 月 ,
月 , 月 , 月 , 月 , 月 , ?

―――――

規則文字列 ❸ レベル★★★

制限時間／**7**分

（問題）

規則に沿って $?$ に入る文字を当てましょう。

K → I → $?$ → O → K → U

規則文字列 ❶ レベル★

・・・・・・・・・・・ 答え ・・・・・・・・・・・

(1)

1, 2, 4, 8, 16, ?, … 　　　32

(2)

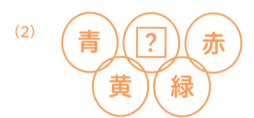

黒(五輪)

(3)

🌙, 🔥, 💧, ?, 🪨, ⛏️, ☀️

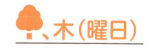、木(曜日)

(4)

O, T, T, F, F, S, S, E, ?, …
N W H O I I E I
E O R U V X V G
　　 R R E 　 E H
　　 E E 　　 N T
　　 E

N(数字)

規則文字列 ❷ レベル★★

········· 答え ·········

(1)

ぴ , ひ , び , ひ , ひ , ぴ , ひ , ? , …

ぴ(○匹)

(2)

親・人・中・ ? ・小

薬(指)

(3)

月 , 月 , 生 , 月 , 月 , 月 ,

月 , 月 , 月 , 月 , 月 , ?

走(睦月…)

規則文字列❸ レベル★★★

································ 答え ································

K ➡ I ➡ ? ➡ O ➡ K ➡ U

S（規則）

解説

　本パズル「規則文字列」は、前のパズル「ブロック数え」と同様に題材自体は古典的です。パズル本はどうしても一人で黙々と鉛筆を動かしながらやるものが多くなってしまいます。誰かと一緒に頭を悩ませたり、簡単すぎて笑ったり、ひらめきそうでひらめかなくて焦ったり……そういった要素も含んだパズルに触れてほしくてラインナップに加えました。

　どうしても文字文字しい淡白な見た目になってしまうので、今回はポップにイラストを加えたのが規則文字列①です。わかりそうで「あれ、なんだっけ……？」になる(2)、意外に難しい(4)。

　逆に②はあえて見た目に違和感があるような問題を揃え、③はかなり変則的な問題にしました。本としてはおそらく前例のない出題方法かとは思います。多種多様なパズルのなかでお気に入りの問題が見つかればうれしいです。

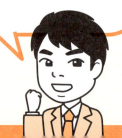

8 全点通過

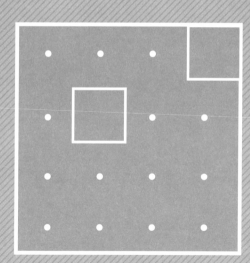

8 全点通過

ついにコアなパズルの登場です。点を結ぶようにタテヨコに線を引き、すべての「・」を通してつなげましょう。論理的に少しずつ解いていくのがオススメです。

ルール

黒点すべてを一本の輪っかでつなげてください。斜めの線は引けません。

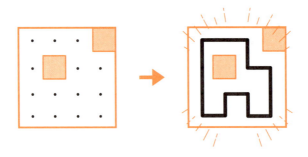

解き方

[1] ひらめきで線を引くのもありですが、確実に決まるところから線を引いていくのがオススメです。
たとえば、隅っこのAに線を通すためには、BとCから線を伸ばすしかないので、B→A→Cと線が引けます。

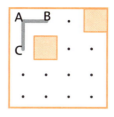

[2] 同じように、EにもDとFからしか線が引けないので、図のようになります。

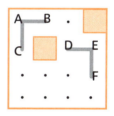

[3] このように、端から攻めていって、「すべての点からタテヨコ4方向のうち2方向に線が伸びる」と意識しておくのがコツです。
　地道に決まるところから埋めていくと図のようになり、もう少し進めれば完成です。

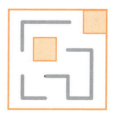

全点通過 ① レベル★

制限時間／**4**分

問題

黒点すべてを一本の輪っかでつなげてください。斜めの線は引けません。

(1)

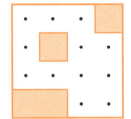

(2)

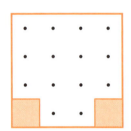

(3)

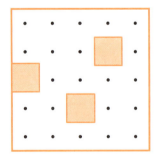

(4)

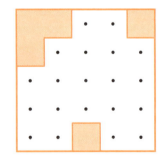

全点通過 ❷ レベル★★

問題

黒点すべてを一本の輪っかでつなげてください。斜めの線は引けません。

(1)

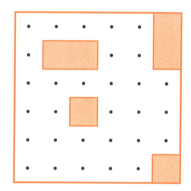

(2)

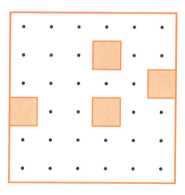

全点通過 ③ レベル★★★

問題

黒点すべてを一本の輪っかでつなげてください。斜めの線は引けません。

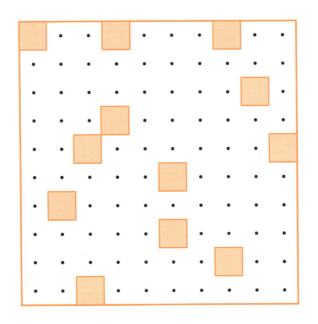

全点通過 ① レベル★

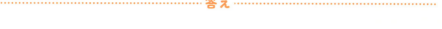
答え

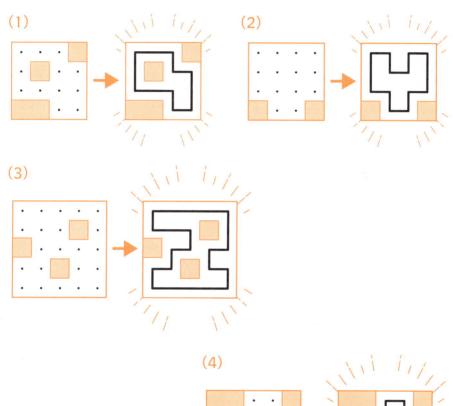

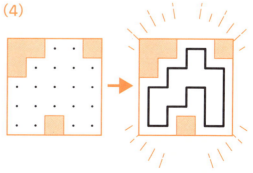

全点通過❷ レベル★★

······· 答え ·······

(1)

(2)

全点通過 ❸ レベル★★★

答え

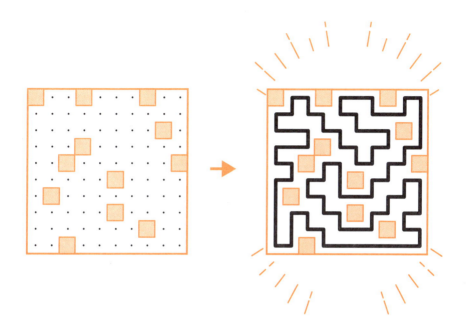

解説

　本パズル「全点通過」は、本書の8種類目のパズルにして初のコアなパズルとなります。パズルとしてよく知られているのは「ナンプレ」「クロスワード」といったような数字や文字を「書く」パズルなのですが、意外とパズルファンのあいだで人気が高いのは「線を引く」であったり「白マスを塗りつぶす」「記号を書く（107ページの「ライトハウス」など）」だったりします。

　今回の全点通過は、①②③と徐々に盤面が広くなり、難易度も上がっていきます。とくに③はパズル上級者でもすんなりとは解けないくらい歯ごたえのある問題ですが、必ず理詰めで少しずつ論理的に決まっていきますので、細かい所を見落とさないように、そして「こんな決まり方もあるんだ」と思ってもらいながら解いてもらえたらうれしいです。

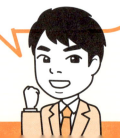

9

漢字十字

漢
↓
天 → □ → 学
↓
字

9 漢字十字

王道の漢字パズルです。□に漢字を当てはめ、矢印の向きに熟語ができるようにしましょう。ひらめきと語彙力のトレーニングにももってこいです。

ルール

□に漢字を入れて、すべての→が熟語になるようにしましょう。

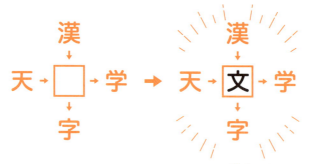

- 漢文　かんぶん
- 天文　てんもん
- 文学　ぶんがく
- 文字　もじ

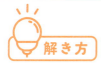 **解き方**

[1] このパズルはひらめき勝負な所がありますが、熟語が限られそうな漢字から探すのがコツです。

```
    漢
    ↓
天 → □ → 学
    ↓
    字
```

[2] 今回は「漢」「天」「学」「字」の4種類がありますが、とくに「漢」でできる熟語が限られそうな印象です。

- 漢字
- 漢方
- 漢文…?

```
    漢
    ↓
天 → □ → 学
    ↓
    字
```

[3] 「漢」が1文字目に来る二字熟語を思い浮かべて、2文字目が残りの漢字とも熟語をつくれるか考えます。

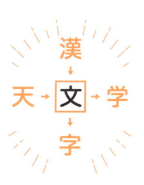

漢字十字 ❶ レベル★

制限時間／**5**分

問 題

□に漢字を入れて、すべての→が熟語になるようにしましょう。

(1)

昭
↓
柔 → □ → 室
↓
尚

(2)

最
↓
仮 → □ → 心
↓
夢

(3)

饅
↓
音 → □ ← 石
↓
脳

(4)

長
↓
人 ← □ → 行
↓
籠

90

漢字十字 ❷ レベル★★

問題

□に漢字を入れて、すべての→が熟語になるようにしましょう。

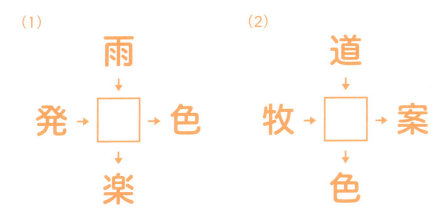

漢字十字 ③ レベル★★★

制限時間／6分

問題

□に漢字を入れて、すべての→が熟語になるようにしましょう。

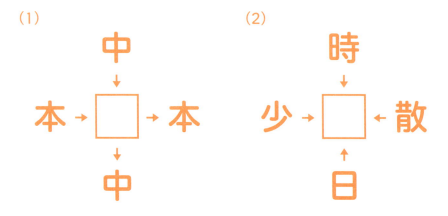

漢字十字 ❶ レベル★

······ 答え ······

(1)

昭
↓
柔 → 和 → 室
↓
尚

(2)

最
↓
仮 → 初 → 心
↓
夢

(3)

饅
↓
音 → 頭 ← 石
↓
脳

(4)

長
↓
人 ← 旅 → 行
↓
籠

漢字十字 ❷ レベル★★

答え

(1)

雨
↓
発 → 音 → 色
↓
楽

(2)

道
↓
牧 → 草 → 案
↓
色

(3)

青
↓
分 → 銅 → 線
↓
像

(4)

統
↓
朝 → 一 → 流
↓
切

漢字十字 ③ レベル★★★

答え

(1)

(2)

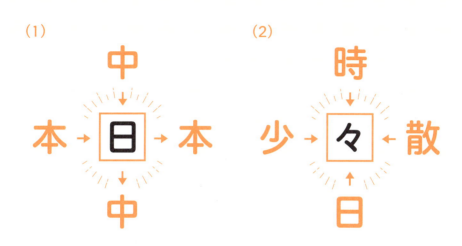

(3)

解説

　「漢字十字」は、本書で数少ない語彙力を使うパズルとなります（※もうひとつは137ページの「熟語づくり」）。ひらめき勝負のパズルなので、気軽に眺めてみて解くのも良し、人に相談するのも良し。正解にたどり着くまでのワクワクする時間を楽しんでください。

　漢字十字①は、比較的思いつきやすい漢字を並べつつ、答えの漢字が色々な読み方をするようにつくっています。ひとつの文字をここまで多様に読む言語は珍しいようなので、日本語らしさを味わってみてください。

　②は、少し漢字の裏側に景色が浮かぶようなものを集めてみました。どれかが誰かの記憶に引っかかればいいなと思って選んでいます。

　③はまた少し毛色が変わって、一問一問が濃い問題です。解いたときの爽快感を味わってもらえたらうれしいです。

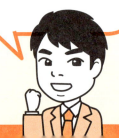

10 長方形分割

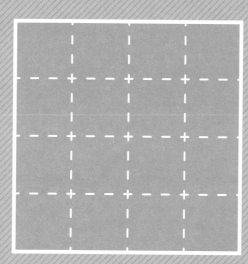

10 長方形分割

10種類目は、論理力で解く本格派パズルです。点線に線を引き、長方形のエリアに分割していきましょう。各エリアの数字は面積を示しています。

ルール

点線に線を引いて、長方形のエリアに分けましょう。各エリアの数字は長方形の面積を示します。

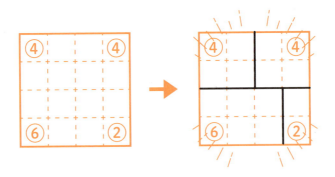

解き方

[1] 数字の配置を見ながら、長方形のエリアに分けていきましょう。まずは壁に近い所や大きい数字に注目するのがコツです。

[2] 今回は図の左上の④を見てみましょう。面積が4の長方形は「1×4」と「2×2」がありますが、今回は右側に④、下に⑥があり、それぞれ右にも下にも3マスずつしか余白がありません。

したがって、今回の④は図のように「2×2」になります。

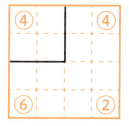

[3] 同様に、図の左下の⑥に注目すると、残ったスペースでは図のような決まり方しかありません。このように、一つひとつ確実に決まるところから解いていきましょう。

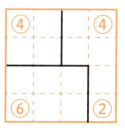

長方形分割 ❶ レベル★

制限時間／5分

問題

点線に線を引いて、長方形のエリアに分けましょう。各エリアの数字は長方形の面積を示します。

(1)

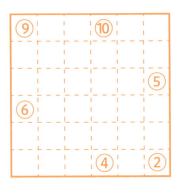

(2)

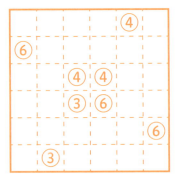

長方形分割 ❷ レベル★★

制限時間／7分

問題

点線に線を引いて、長方形のエリアに分けましょう。各エリアの数字は長方形の面積を示します。

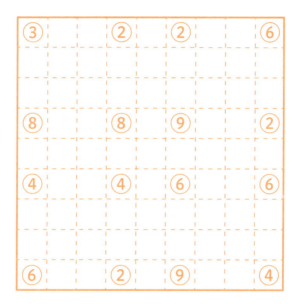

長方形分割 ❸ レベル★★★

問題

点線に線を引いて、長方形のエリアに分けましょう。各エリアの数字は長方形の面積を示します。

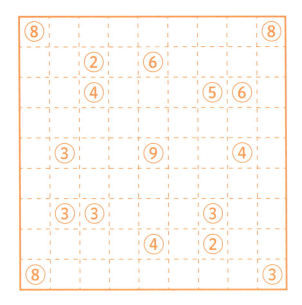

長方形分割 ❶ レベル★

答え

(1)

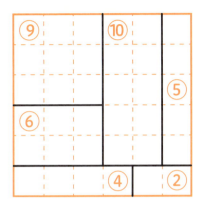

(2)

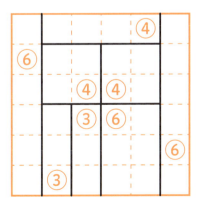

長方形分割 ❷ レベル★★

答え

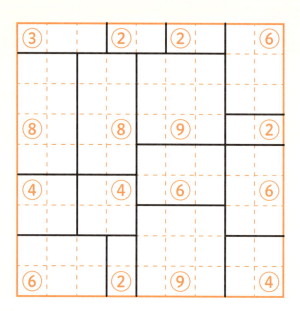

長方形分割 ❸　レベル★★★

答え

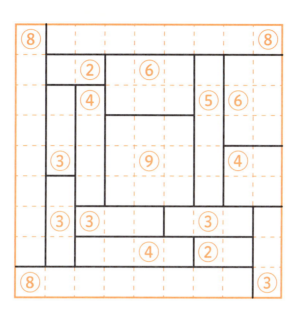

解説

　本パズル「長方形分割」は、コアなパズルファンに非常に人気の高い、知る人ぞ知るパズルです。筆者が中学生のときにパズル専門誌に掲載していただき、パズル作家デビューとなった思い出深く、感謝しているパズルのため、本書の前半戦の最後である 10 種類目の問題としました。

　このパズルの良さをここで語らせていただくのは恐縮ですが、はじめての方にその面白さ・奥深さが伝わればさいわいです。

　まずはサクサク解きながら、このパズルの爽快感・進むときのテンポを味わっていただきたくて、長方形分割①の 2 問を配置しました。②と③はあえて大きな問題 1 問ずつ、そしてかなり珍しい 9 マス×9 マス（通常は 10 マス×10 マス）にしています。

　②と③の問題は、いずれも「9」をテーマにしていますが、テイストは真逆の問題になっています。どちらがお好みでしょうか？　いずれも 1 手 1 手論理的に解けるので、コツコツとヒントを探してみてください。

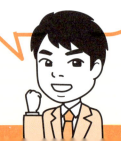

11 ライトハウス

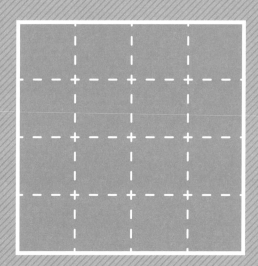

11 ライトハウス

後半戦の1つ目は、こちらも本格派パズルです。太枠で区切られた各エリアにライト（●）を1つずつ入れて、全マスを照らしましょう。ライトは上下左右のマスをまっすぐ照らし、各タテ1列・ヨコ1列にライトは1つずつしか入りません。

ルール

タテ列、ヨコ列、太枠で区切られたエリアに1つずつライト（●）を入れて全マスを照らしましょう。ライトは上下左右をまっすぐ照らします。

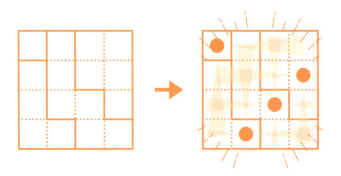

解き方

[1] 太枠で囲まれたエリアには1つずつライト（●）が入るため、まずは左上隅の1マスのエリアに●を入れていきましょう。置くときは図の左のように、光が伸びる箇所に線を引くと、もう置けない場所がわかりやすくなります。

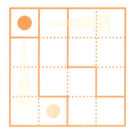

[2] 光が伸びたことで、左下のABCDのエリアのうち、ABCにはライトが入らなくなります。したがって、そのエリアのライトはDに入ります。

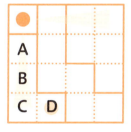

[3] このように、ライトが照らし合わないように気を付けながら、すべてのマスを照らしましょう。

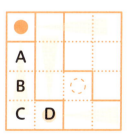

ライトハウス ❶ レベル★

制限時間／5分

> 問題

タテ列、ヨコ列、太枠で区切られたエリアに1つずつライト（●）を入れて全マスを照らしましょう。ライトは上下左右をまっすぐ照らします。

(1)

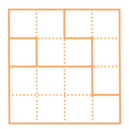

(2)

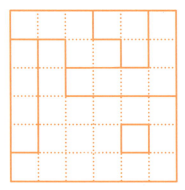

ライトハウス ❷ レベル★★

制限時間／**7**分

問 題

タテ列、ヨコ列、太枠で区切られたエリアに1つずつライト（●）を入れて全マスを照らしましょう。ライトは上下左右をまっすぐ照らします。

(1)

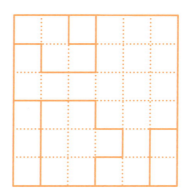

(2)

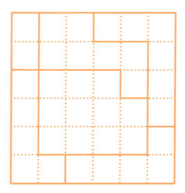

ライトハウス ❸ レベル★★★

問題

タテ列、ヨコ列、太枠で区切られたエリアに1つずつライト（●）を入れて全マスを照らしましょう。ライトは上下左右をまっすぐ照らします。

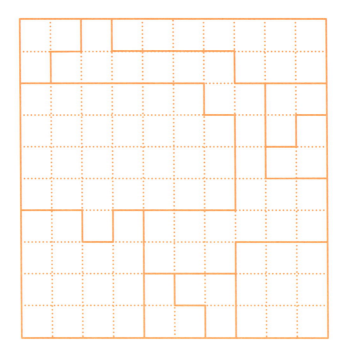

ライトハウス ① レベル★

答え

(1)

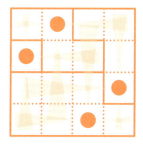

(2)

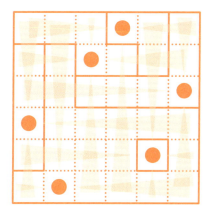

ライトハウス ❷ レベル★★

答え

(1)

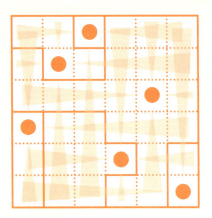

(2)

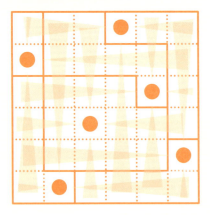

114

ライトハウス ❸ レベル★★★

答え

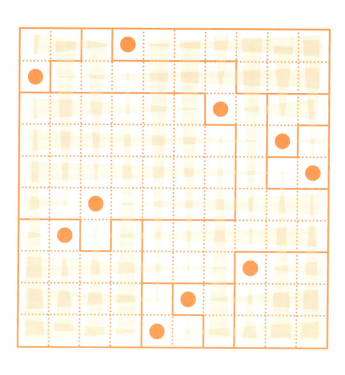

解説

　本パズル「ライトハウス」は、盤面にライトを設置していくという独特なテイストのパズルになります。じつはとあるパズルをモチーフに見せ方を工夫しており、詳しいパズルファンの方は「あのパズルかな？」とピンとくるかもしれません。

　しかし、この本がはじめてのパズル本、という方にとっては新鮮だったのではないでしょうか。

　ライトハウス①はサクサク爽快に解ける問題、そして②③は、それぞれまったく違った個性的な問題になっています。とくに最後の問題は、あることに気がつかないとなかなか手が進まないかもしれません。それぞれの"解き味"の違いをぜひ味わっていただければさいわいです。

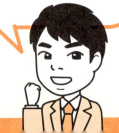

12 落ち字拾い

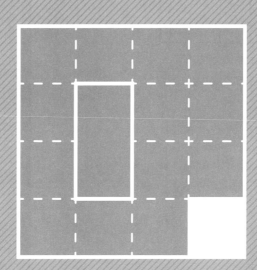

12 落ち字拾い

ひらがなを1つずつ拾って、イラストの言葉を完成させましょう。線はタテヨコに一本道で引きます。直観力、論理力、俯瞰力、熟考力、すべてをバランスよく使うパズルです。

ルール

イラストを表すひらがなを順番に1つずつ拾ってイラストに戻りましょう。線はタテヨコに一本道で引きます。

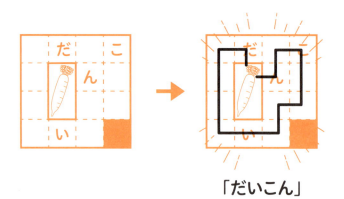

「だいこん」

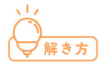 解き方

[1] 線はイラストの枠壁からはじまり、ひらがなを順番に通り、イラストの枠壁で終わります。線は斜めに引いたり、途中で交差・分岐したり、塗りつぶされたマスを通ったりしないようにしましょう。

[2] 「だいこん」のイラストなので、まずは「だ」、次に「い」を拾えるように図のように線を伸ばします。

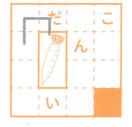

[3] イラストから線を伸ばしていきながら、時にはひらがなの方から、右上の「こ」のように、「こ」を拾うための線をつくってあげましょう。こちらは 77 ページの「全点通過」と同じような考え方です。

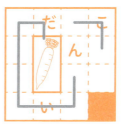

落ち字拾い ① レベル★

制限時間／3分

問題

イラストを表すひらがなを順番に1つずつ拾ってイラストに戻りましょう。線はタテヨコに一本道で引きます。

(1)

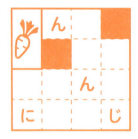

(2)

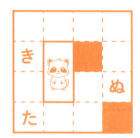

(3)

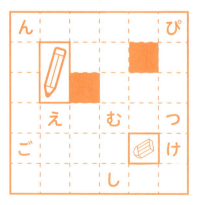

落ち字拾い ❷ レベル★★

制限時間／5分

問題

イラストを表すひらがなを順番に1つずつ拾ってイラストに戻りましょう。線はタテヨコに一本道で引きます。

(1)

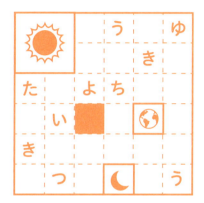

(2)

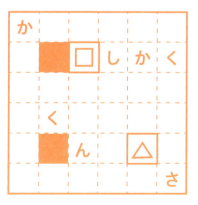

121

落ち字拾い ❸ レベル★★★

問題

イラストを表すひらがなを順番に1つずつ拾ってイラストに戻りましょう。線はタテヨコに一本道で引きます。

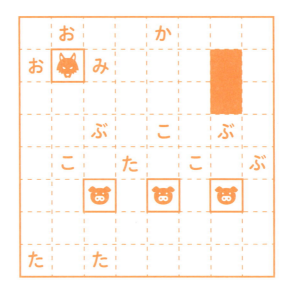

落ち字拾い ❶ レベル★

……………… 答え ………………

(1)

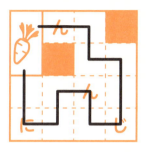

(2)

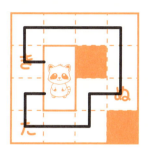

(3)

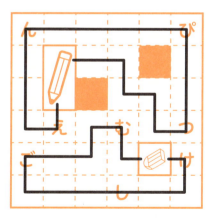

落ち字拾い ❷ レベル★★

答え

(1)

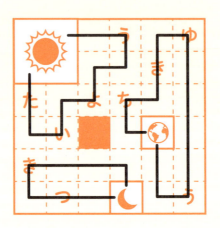

(2)

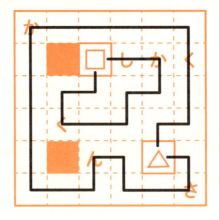

落ち字拾い ❸ レベル★★★

答え

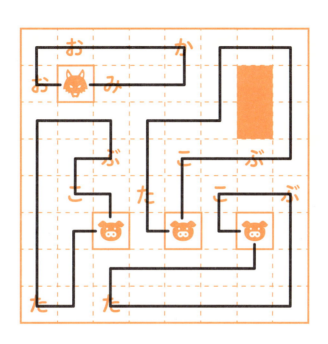

解説

　こちらは本書で初公開のオリジナルパズル「落ち字拾い」になります。アイデアとして思いついたのは5年以上も前になりますが、ついにお披露目となりました。

　このパズルを開発した際は、「直感的かつ論理的に解ける」「数字や知識に頼らない」「平易な言葉」「ビジュアル」これらをバランスよく兼ね備えたパズルがつくりたい……と試行錯誤しました。その際にはじめてつくったのが例題の「だいこん」および落ち字拾い①の (1) の「にんじん」になります。この時祖父母の実家で野菜を収穫していました。

　落ち字拾い①と② (1) は徐々に慣れながら比較的まっすぐ解ける問題ですが、このパズルの本領は② (2) からになります。わかりやすく「□」の右に「しかく」が見えますが、はたして……。そして、③はとある童話をもとにした問題ですが、問題はそこまでかわいくありません。

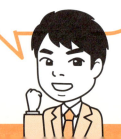

13 一筆書き

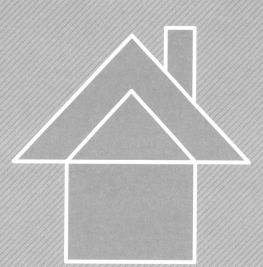

13 一筆書き

18世紀からあると言われているパズル、一筆書きです。ペンを紙から離さず、同じ場所を2回通ることなく図形の線を全部通りきりましょう。

> **ルール**
>
> 以下の図形を一筆書きしましょう。

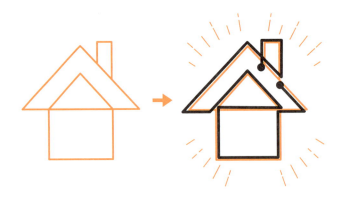

解き方

[1] 解き方は自由で、気分で線をえいっと引いてみるのも、細かく図形を観察するのもありですが、じつは一筆書きには論理的な攻略法があります。

[2] ここにそれを書いてしまうとあまりに簡単になってしまうので、ヒントだけお伝えします。図のうち、たとえば、A、B、C、Dの点に着目するとき、じつはBとCは始点と終点であるとすぐわかってしまうのです。論理的に解きたい方は、ぜひ理由を考えてみてください。

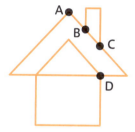

一筆書き ① レベル★

制限時間／6分

問題

以下の図形を一筆書きしましょう。

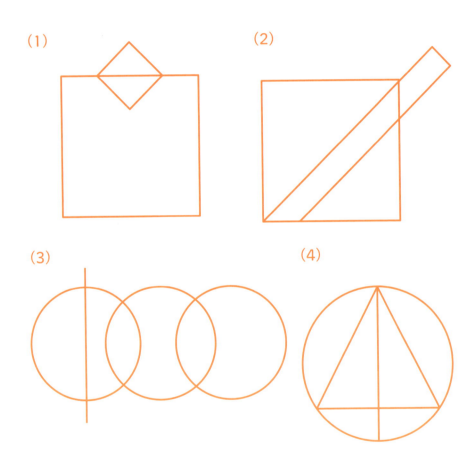

一筆書き ❷ レベル★★

制限時間／7分

問題

以下の図形を一筆書きしましょう。

(1)　(2)　(3)　(4)

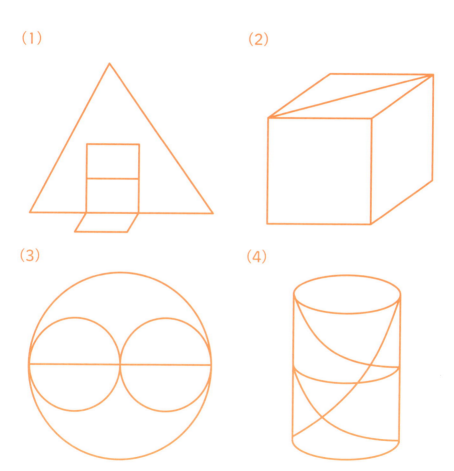

一筆書き ③ レベル★★★

制限時間／8分

問題

以下の図形を一筆書きしましょう。

(1)

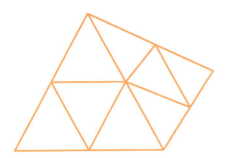

(2)

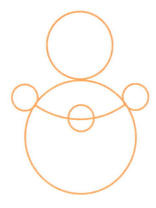

(3)

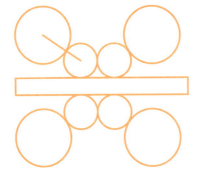

(4)

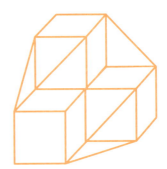

一筆書き ① レベル★

答え

(1)

(2)

(3)

(4)

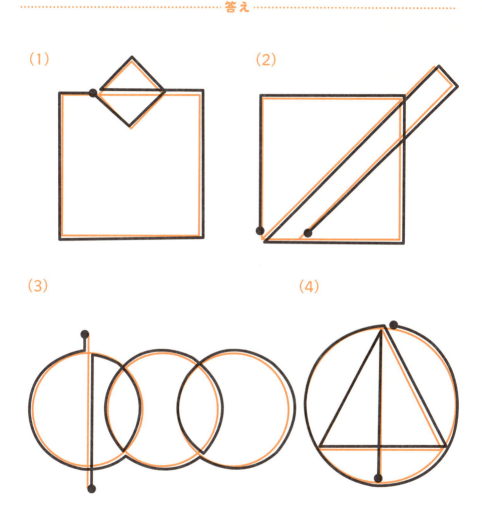

133

一筆書き ② レベル★★

答え

(1)

(2)

(3)

(4)

134

一筆書き ❸ レベル★★★

答え

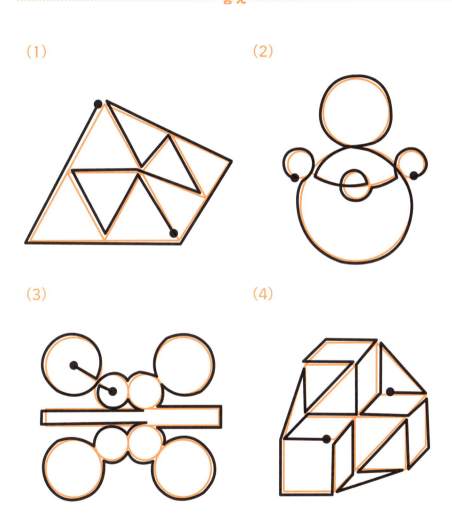

解説

　もしかすると本書の20種類のパズルの中ではもっとも有名かもしれない「一筆書き」でした。誰しもどこかで一度はやったことがあるのではないでしょうか。

　今回は、ただの図形の一筆書きではつまらないので、さまざまなものをモチーフに問題を作成してみました。問題によっては、立体的に見えるものもあります。それを平面的に解くという違和感をぜひ味わってください。

　ちなみに、「解き方」に書いていた攻略法がどうしても気になる方は、インターネットで「一筆書き　攻略」で調べてみてください（笑）。

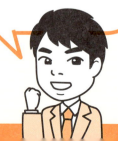

14 熟語づくり

列　頁

是　イ

14 熟語づくり

漢字のパーツを組み合わせて、熟語をつくりましょう。
語彙力とひらめきが重要です。

> ルール
>
> 漢字のパーツを使って熟語をつくりましょう。

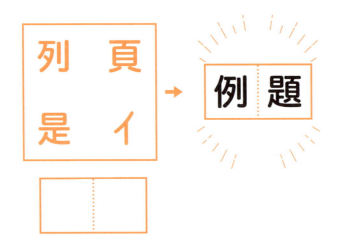

解き方

[1] 漢字のパーツを見ながら、組み合わせてどんな漢字ができるか考えてみましょう。

[2] たとえば右下の「イ」は、左上の「列」と組み合わせると、「例」ができそうですね。

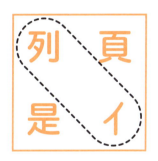

[3] そのように考えていき、例題の答えは「例題」になります。

熟語づくり ① レベル★

制限時間／4分

問題

漢字のパーツを使って熟語をつくりましょう。

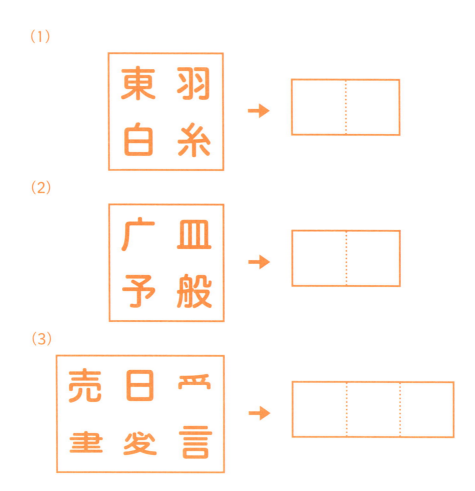

熟語づくり ❷ レベル★★

制限時間／5分

問題

漢字のパーツを使って熟語をつくりましょう。

(1)

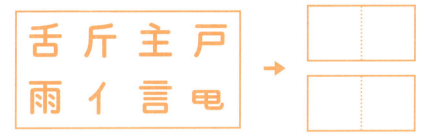

(2)

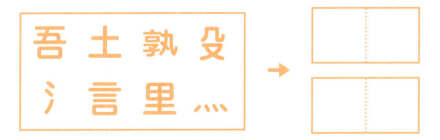

熟語づくり ③ レベル★★★

制限時間／6分

問題

漢字のパーツを使って熟語をつくりましょう。

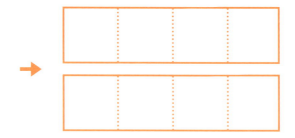

熟語づくり ❶ レベル★

······ 答え ······

(1)

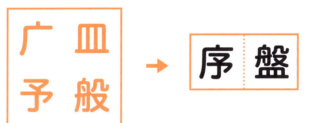

(2)

(3)

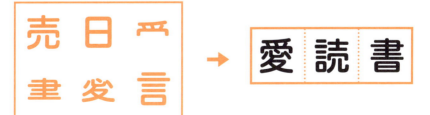

熟語づくり ❷ レベル★★

········答え········

(1)

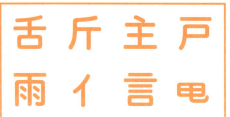

→ 住所 / 電話

(2)

→ 熟語 / 埋没

熟語づくり ❸ レベル★★★

…… 答え ……

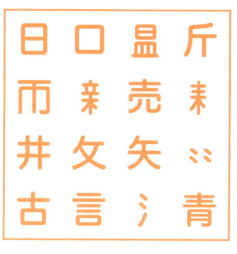

→ 温故知新
　晴耕雨読

解説

　個人的に漢字という文字が好きなこともあり、回転漢字、漢字十字に続く3つ目の漢字のパズルを選ばせていただきました。「漢字を形で見る」ところは回転漢字と同じ、「熟語をつくる」ところは漢字十字と同じで、ある意味ハイブリッドな漢字パズルということで今回漢字系パズルの最後に据えています。

　例題、そして熟語づくり①の(1)(2)はまさに序盤の練習問題、(3)はこの本がそうなってほしいという願いを込めた問題です。そして徐々に難易度が上がっていき、②の問題はできそうなダミーの漢字をうまくかわしながら熟語を完成させ、最後の③の問題は筆者の好きな四字熟語を入れさせていただきました。

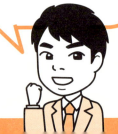

15 数字つなぎ

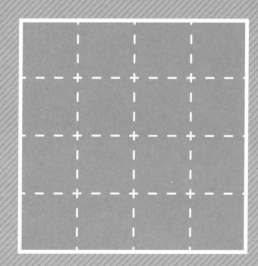

15 数字つなぎ

シンプルなようで超本格派の人気数字パズルです。論理的に解くのは基本的に困難なので、消しゴム覚悟の直感勝負でいきましょう。

ルール

同じ数字同士を線でつなぎましょう。線は全マスを通過します。交差したり、斜めに引いてはいけません。

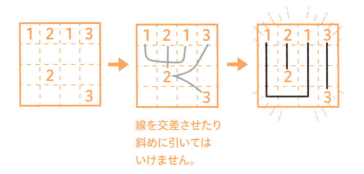

線を交差させたり斜めに引いてはいけません。

解き方

[1] ひらめき勝負の「えいや」と線を引くパズルなので、あまり解き方などはないのですが、コツは一応いくつかあるのでお伝えさせていただきます。

[2] まずは、壁際から埋めること。たとえば「3」は壁に面しているので、ほかの数字の通り道を邪魔しないよう最短距離で引きましょう。

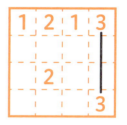

[3] もうひとつは、近い数字を結ぶこと。「2」のように、近い数字がわざわざ遠回りをすることは基本的にあまりないので、直接結んでしまいましょう。

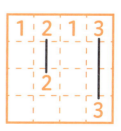

数字つなぎ ❶ レベル★

制限時間／4分

問題

同じ数字同士を線でつなぎましょう。線は全マスを通過します。交差したり、斜めに引いてはいけません。

(1)

1	2				
			4		
		3	5		
		5		4	
				2	3
					1

(2)

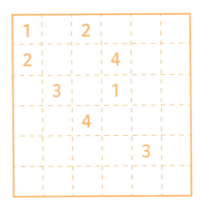

数字つなぎ ❷ レベル★★

制限時間／**7**分

問 題

同じ数字同士を線でつなぎましょう。線は全マスを通過します。交差したり、斜めに引いてはいけません。

(1)

1	2				1
					3
			3		2

(2)

	3			4	
				5	
1		1			
	4	2			
5					
3					2

数字つなぎ ❸ レベル★★★

制限時間／9分

問題

同じ数字同士を線でつなぎましょう。線は全マスを通過します。交差したり、斜めに引いてはいけません。

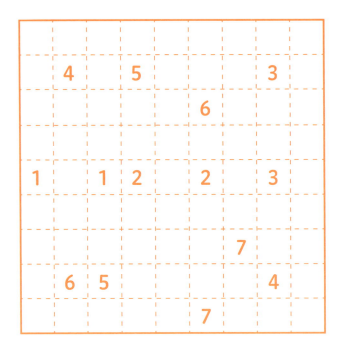

数字つなぎ ❶ レベル★

······················ 答え ·····················

(1)

(2)

153

数字つなぎ ❷ レベル★★

.... 答え ....

(1)

(2)

数字つなぎ ❸ レベル★★★

答え

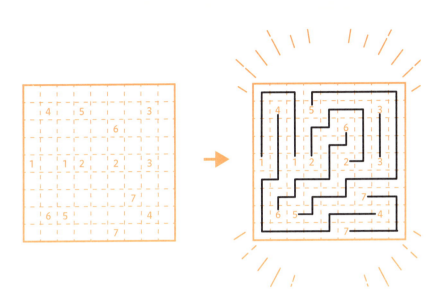

解説

　本格派の数字パズル、「数字つなぎ」でした。数字パズルは「長方形分割」や「ナンプレ」のように、基本的にはロジカルに理詰めでコツコツと解くものがほとんどですが、こちらのパズルは珍しく直感で解き切るタイプのパズルになります。思いきって線を引いてしまいましょう。

　数字つなぎ①は比較的素直に解ける問題、そして②(1)は数字が3までしかない最小配置数（マスの総数に対し数字の個数が理論上もっとも少ない）、②(2)は③に向けた伏線を貼る問題となっています。時にサクッと、時に悩みながら解いてみてください。

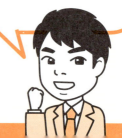

16 空間把握

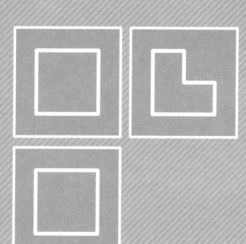

16 空間把握

その名のとおり、空間把握力をもっとも必要とするパズルになります。図形を上から見た図、右から見た図、前から見た図をもとにして、元の図形を3次元に復元しましょう。

> **ルール**
> 上、前、右から見た形をもとに、元の形を当てましょう。

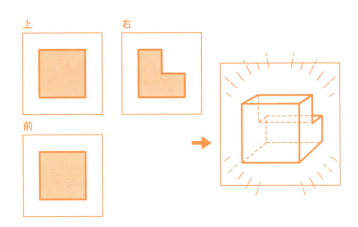

解き方

[1] 上、前、右の3方向から見た図をもとに、どのような物体ができるか立体的にイメージしてみましょう。

[2] オススメとしては、まず上と前の向きのみを考えてできる物体を想像します。

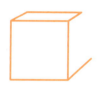

[3] 次に右から見た図形になるように物体を削ってあげるのがコツです。

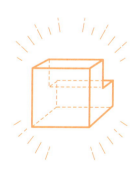

空間把握 ❶ レベル★

制限時間／**3**分

問題

上、前、右から見た形をもとに、元の形を当てましょう。

上

右

前

空間把握 ❷   レベル★★

制限時間／5分

問題

上、前、右から見た形をもとに、元の形を当てましょう。

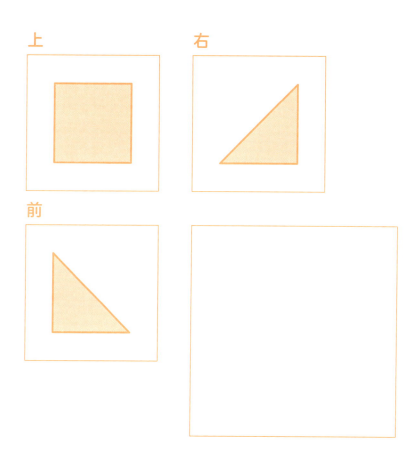

空間把握 ❸ レベル★★★

制限時間／7分

問題

上、前、右から見た形をもとに、元の形を当てましょう。

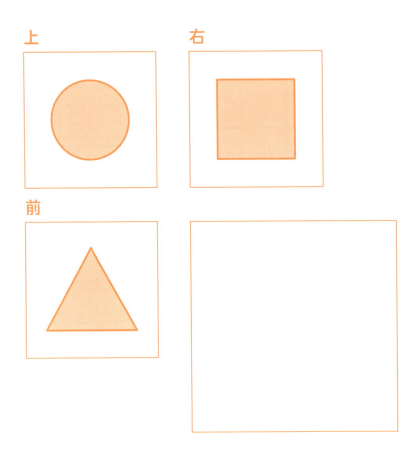

空間把握 ❶ レベル★

答え

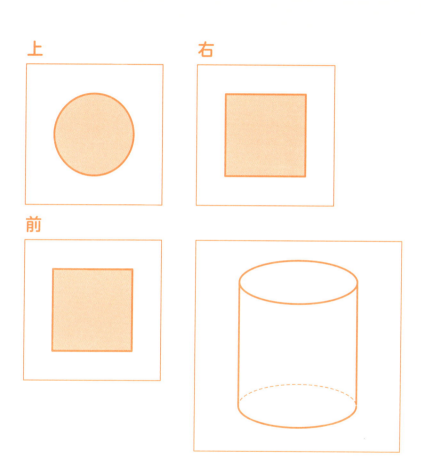

空間把握 ❷ レベル ★★

答え

上

右

前

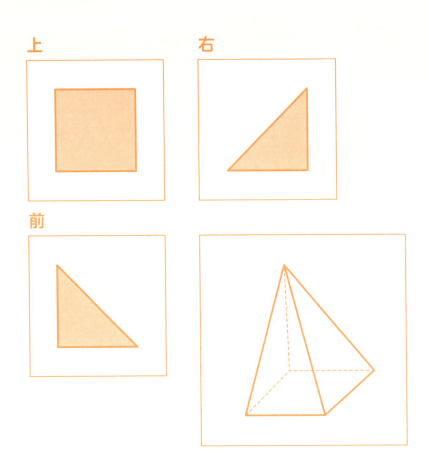

空間把握❸ レベル

答え

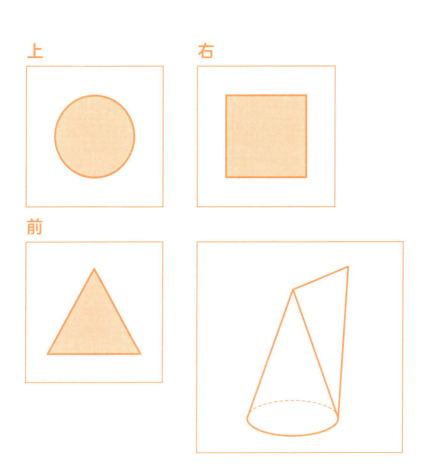

解説

　本書のために書き下ろしたオリジナルパズル、空間把握です。平面的な見た目をもとに立体を再現するという非常に摩訶不思議なパズルで、普段は使わない脳の部分を使っているような気分にはなりませんでしたか？

　解き方には「上と前の向きのみを考えてできる物体を想像し、そこから右から見た図形になるように物体を削ってあげる」と書きましたが、じつは筆者自身、どの解き方が正解なのかあまりわかっていません。

　よい解き方を思いついた方がいらっしゃれば、こっそり教えていただけるとうれしいです。

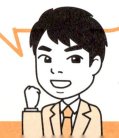

17

ナンバーピラミッド

17 ナンバーピラミッド

本書でもっとも計算力を必要とするパズルです。指定された数字を、うまく上から下まで1つずつ下りながらつくりましょう。計算は上から順番に行います。

ルール

上から下に通って、指定された数字ができるようにしましょう。各数字と直接つながる下2マスにしか移動できません。

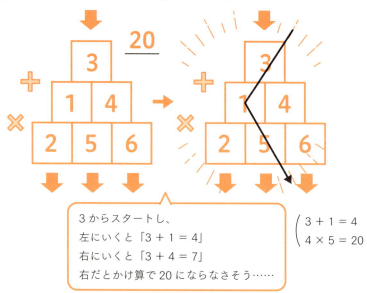

解き方

[1] まずは一番上の「3」からスタートします。進み方はAとBの2通りあり、Aは「3+1」で「4」ができ、Bは「3+4」で「7」ができます。

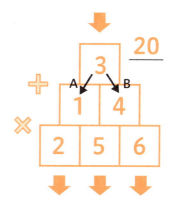

[2] ここで、次の段を見てみると「×」と掛け算になっているため、Bのルートを最初に選ぶと、「7」に何かを掛けて目標の「20」をつくるのは難しそうです。実際に「7」の下は「5」と「6」であり、それぞれ「35」と「42」ができてしまい「20」にはなりません、

[3] したがって、Aのルートを選び、最後に「5」を掛ければ「20」が出来上がります。

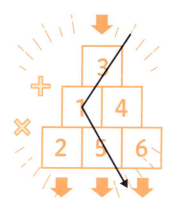

ナンバーピラミッド ❶ レベル★

制限時間／3分

問題

上から下に通って、指定された数字ができるようにしましょう。各数字と直接つながる下2マスにしか移動できません。

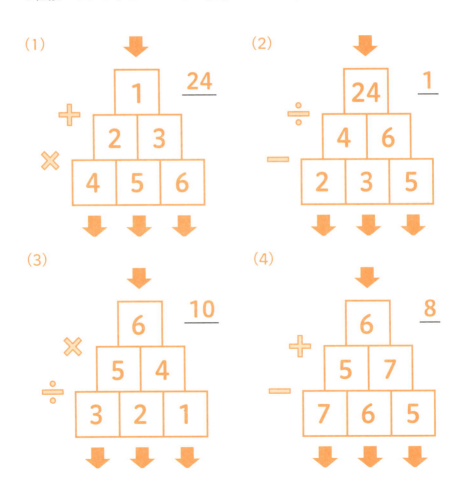

ナンバーピラミッド ❷

制限時間／**6**分　レベル★★

問題

上から下に通って、指定された数字ができるようにしましょう。各数字と直接つながる下2マスにしか移動できません。

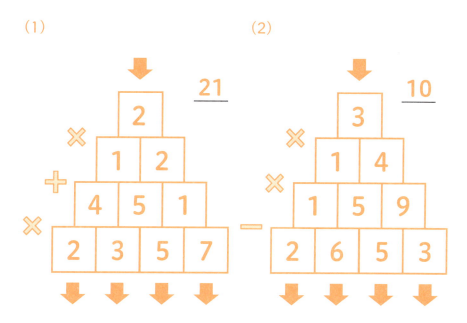

ナンバーピラミッド ③

制限時間／**8**分　レベル★★★

問題

上から下に通って、指定された数字ができるようにしましょう。各数字と直接つながる下2マスにしか移動できません。

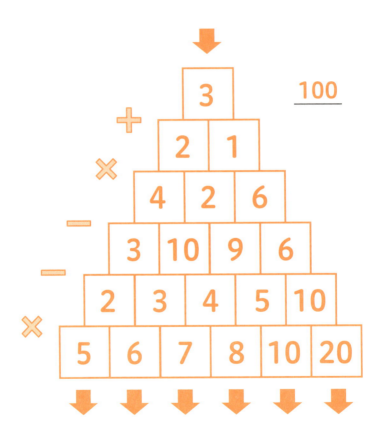

ナンバーピラミッド ① レベル★

答え

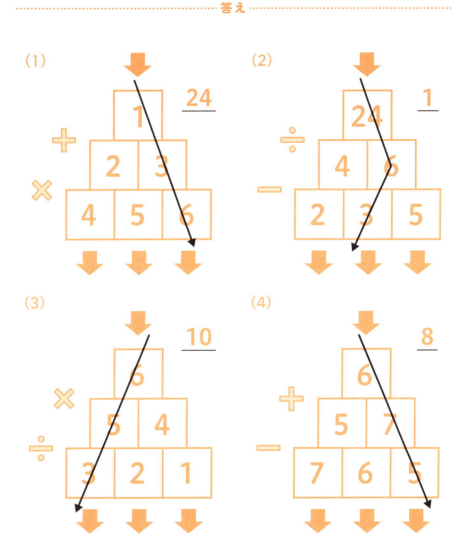

ナンバーピラミッド ❷ レベル★★

答え

(1) (2)

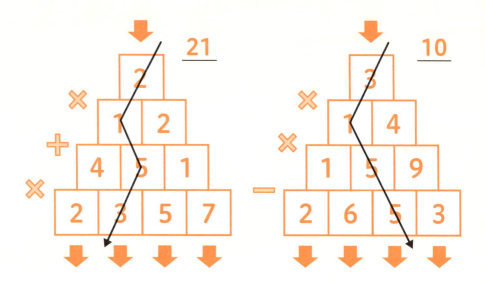

ナンバーピラミッド❸ レベル★★★

答え

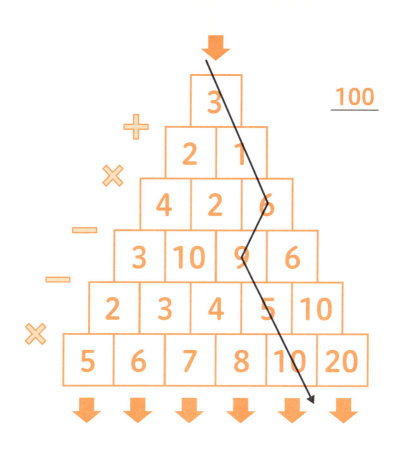

100

解説

　本書で初公開のオリジナルパズル、ナンバーピラミッドです。計算自体は小学校までの知識でできますが、指定された数字をつくるための算数のセンスが重要になってくるパズルです。

　ナンバーピラミッド①は、四則混合の＋－×÷が2つずつ登場し、②(1)は「＋」と「×」のみの入り組んだ問題となります。そして、最終問題の③は巨大なピラミッドへの挑戦で、「100」をつくる問題となります。

　計算が好きな方はもちろん、あまり得意ではない方も、頭の体操としてチャレンジしてみてください。

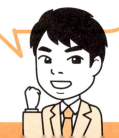

18
猪突猛進

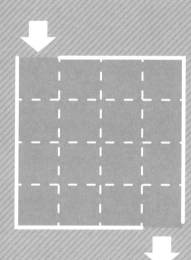

18 猪突猛進

本書パズルも残すところあと3種類です。18種類目、オリジナルパズル「猪突猛進」になります。猪を迷路から出してあげましょう。猪は壁にぶつかるまで上下左右にまっすぐ動きますが、クッション（ ）の場合は弾んで1マス戻ります。指でなぞりながら解いてみてください。

> **ルール**
>
> 猪を迷路から出しましょう。猪は壁にぶつかるまで上下左右にまっすぐ動きますが、クッション（ ）の場合弾んで1マス戻ります。

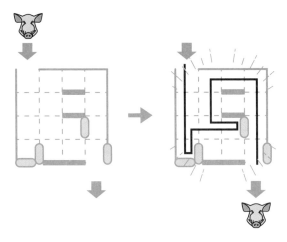

解き方

[1] まず猪はスタートからまっすぐ入るので、図のように左下隅まで直進し、1マス上に弾んで戻ります。

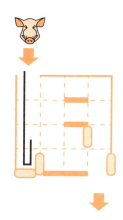

[2] その次は右に行くしかないため、右に直進し再びクッションで1マス戻ります。

[3] その後、上に進むか下に進むかの2通りになりますが、下に進んだ場合は図のようにゴールにたどり着くことができません。したがって、上に進み、そのまま答えのようにゴールの方に向かいます。

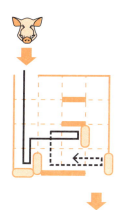

猪突猛進 ❶ レベル★

制限時間／5分

> **問題**

猪を迷路から出しましょう。猪は壁にぶつかるまで上下左右にまっすぐ動きますが、クッション（ ▮ ）の場合弾んで1マス戻ります。

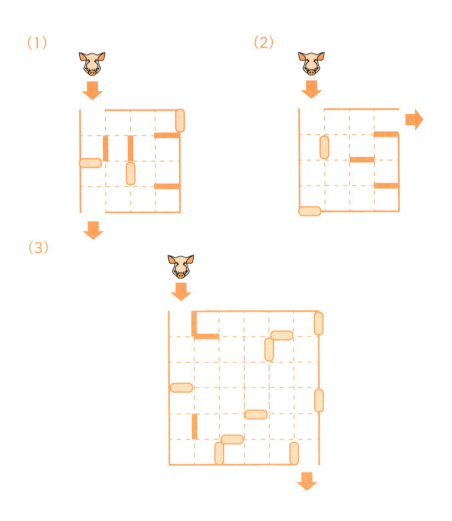

猪突猛進 ❷ レベル★★

制限時間／7分

問題

猪を迷路から出しましょう。猪は壁にぶつかるまで上下左右にまっすぐ動きますが、クッション（ ▌ ）の場合弾んで1マス戻ります。

(1)

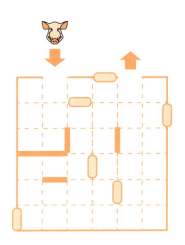

(2)

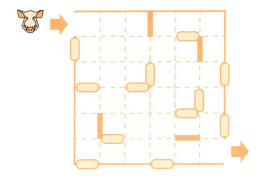

181

猪突猛進 ❸ レベル★★★

制限時間／8分

> 問題

猪を迷路から出しましょう。猪は壁にぶつかるまで上下左右にまっすぐ動きますが、クッション（ ▌ ）の場合弾んで1マス戻ります。

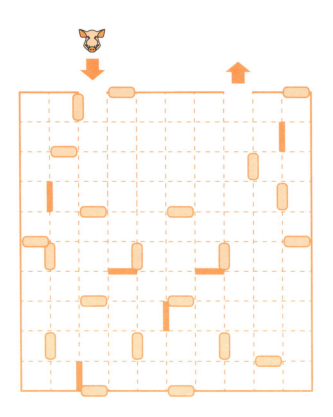

猪突猛進 ❶　レベル★

·· 答え ··

(1)

(2)

(3)

183

猪突猛進 ❷　レベル★★

答え

(1)

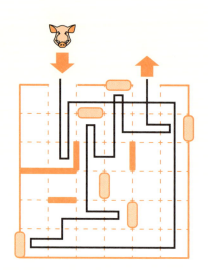

(2)

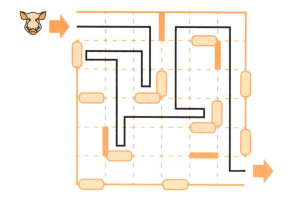

猪突猛進 ❸　レベル★★★

答え

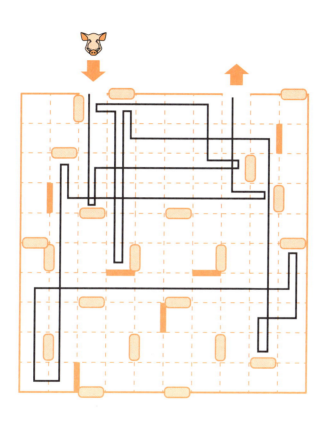

解説

　オリジナルパズル、猪突猛進になります。こちらは初の著書『東大パズル王　世界でいちばんアツいパズル』(KADOKAWA、2019年)、『東大パズル王　やみつきパズル』(ディスカヴァー・トゥエンティワン、2019年)でも収録していましたが、大変好評だったので、質も量もパワーアップして載せることにしました。

　猪突猛進①の(1)と(2)は素直に解ける問題、(3)からは蟻地獄のような罠が存在し、ハマるとそこから猪は可哀想なことに動けなくなってしまいます。

　②(2)にも中央右や左下に罠が存在しますが、③はどこもかしこも罠だらけ。③は盤面全体を縦横無尽に動きながら、正解ルートをなるべく盲点にするようにつくった問題です。作者の性格の良さが伺えますね(笑)。何となく進むとすぐに罠に捕まってしまうので、うまく罠をかわしながら、猪をゴールまで導いてあげてください。

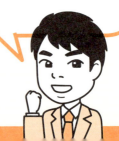

19

ワードスネイク

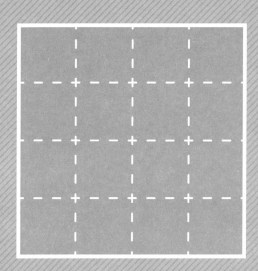

19 ワードスネイク

大トリ前、本書のために書き下ろした新作オリジナルパズルになります。リストの言葉を、太線で囲まれた各エリアに1つずつ入れましょう。エリアの中に入れる際は、タテヨコに文字を順番になるよう入れていきます。同じ文字が隣り合ってはいけません。論理力が試される本格派パズルです。

ルール

リストの言葉を、太線で囲まれたエリアに1つずつ入れましょう。同じ文字が隣り合ってはいけません。

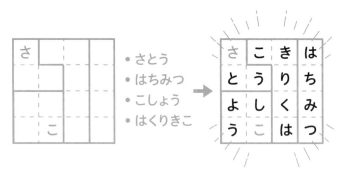

※小さい「よ」も大きい「よ」として扱います

解き方

[1] 左上の3マスのエリアに注目すると、「さ」があります。リストの言葉のうち、「さ」が入る3文字の言葉は「さとう」しかないため、「と」「う」を「さ」から順番に入れます。

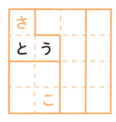

- さとう
- はちみつ
- こしょう
- はくりきこ

[2] 次に、リストを眺めると5文字の言葉が「はくりきこ」しかないため、真ん中の5マスのエリアに入ることになります。

[3] 入る向きは、上から「はくりきこ」と入れるか、下から入れるかのどちらかです。しかし、エリアの一番下のマスの左に「こ」があり、上から入れると「こ」が隣り合ってしまいます。同じ文字が隣り合ってはいけないので、下から「はくりきこ」と入れます。このようにして盤面を埋めていきましょう。

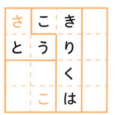

ワードスネイク ① レベル★

制限時間／3分

問題

リストの言葉を、太線で囲まれたエリアに1つずつ入れましょう。同じ文字が隣り合ってはいけません。

(1)

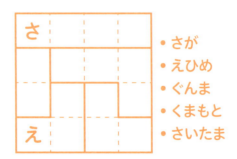

- さが
- えひめ
- ぐんま
- くまもと
- さいたま

(2)

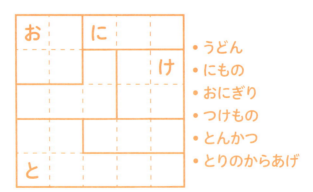

- うどん
- にもの
- おにぎり
- つけもの
- とんかつ
- とりのからあげ

ワードスネイク ② レベル★★

制限時間／6分

問題

リストの言葉を、太線で囲まれたエリアに1つずつ入れましょう。同じ文字が隣り合ってはいけません。

(1)

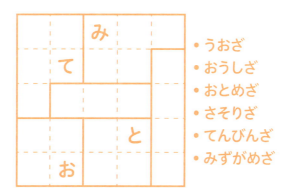

- うおざ
- おうしざ
- おとめざ
- さそりざ
- てんびんざ
- みずがめざ

(2)

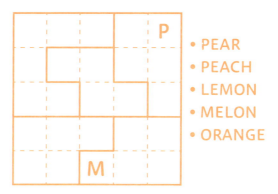

- PEAR
- PEACH
- LEMON
- MELON
- ORANGE

ワードスネイク ③

制限時間／8分　レベル★★★

問題

リストの言葉を、太線で囲まれたエリアに1つずつ入れましょう。同じ文字が隣り合ってはいけません。

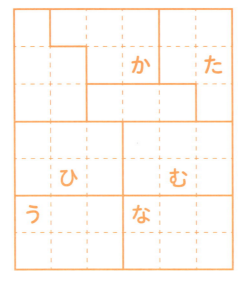

- うらわ
- きたうらわ
- なかうらわ
- にしうらわ
- うらわみその
- ひがしうらわ
- みなみうらわ
- むさしうらわ

ワードスネイク ❶ レベル★

—— 答え ——

(1)

さ			
え			

→

さ	い	た	ま
が	く	ま	も
さ	め	ぐ	と
え	ひ	ん	ま

(2)

お		に	
			け
と			

→

お	り	に	も	の
に	ぎ	と	つ	け
つ	か	ん	の	も
り	の	う	ど	ん
と	か	ら	あ	げ

193

ワードスネイク ❷ レベル★★

········· 答え ·········

(1)

		み		
	て			
			と	
	お			

→

び	ん	み	め	ざ
ん	て	ず	が	さ
ざ	う	お	ざ	そ
し	ざ	め	と	り
う	お	ざ	お	ざ

(2)

				P
		M		

→

A	R	O	E	P
N	P	E	A	C
G	E	A	R	H
M	O	N	L	O
E	L	M	E	N

194

ワードスネイク ③ レベル★★★

答え

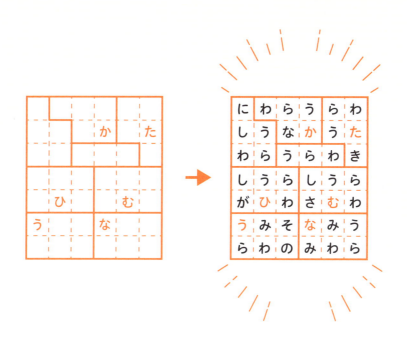

解説

　本書のために書き下ろした新作オリジナルパズル「ワードスネイク」です。この本の執筆機会をいただいた際に、「骨太だが緻密、直感的だが論理的で面白い」そんな可能性を秘めた新たなパズルをつくりたいと思い、考えました。

　メインの構成要素はエリアとリストの平仮名なのでシンプルに、解いた結果として「ナンプレ」や「クロスワード」のように「全マスが埋まる」という明確な最終着地点があります。さらに題材を数字や記号ではなく言葉にしたことで自由度が高く、多様な問題をつくることができました。

　ワードスネイク①は、県名と和食でルールに慣れながら爽快に解ける問題、②は星座と果物で少し歯ごたえのある問題になっています。そして③、筆者の故郷埼玉の近くにあった「浦和」を冠する多数の駅名を、いつかパズルにしたいと願っていた夢がようやく叶いました。

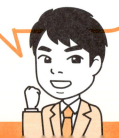

20 ナンプレ

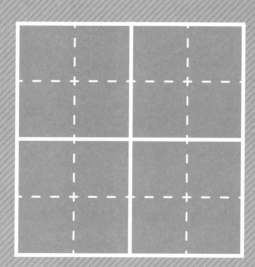

20 ナンプレ

最後のパズルは、言わずと知れたパズルの王様ナンプレ（ナンバープレース）です。タテ1列、ヨコ1列、太線で囲まれた各エリアに数字を1つずつ入れましょう。

> **ルール**
> 太線で囲まれたエリア（部屋）に1～4の数字を1つずつ入れましょう。同じ行・列に同じ数字は入りません。

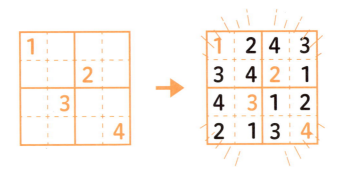

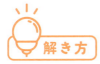 **解き方**

[1] 左上の「1」に注目すると、一番上のヨコ列には「1」がもう入りませんが、右上の2×2の部屋のどこかに「1」を入れないといけないため、(ア) の場所に「1」が決まります。
同様に (イ) の「1」が決まり、(ア)(イ) の「1」によって (ウ) の場所に「1」が決まります。

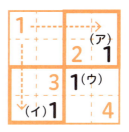

[2] 次は左下の部屋に注目すると、ABのマスに残りの「2」「4」を入れることになりますが、一番下のヨコ列にはもう「4」があるため、Aに「4」Bに「2」が入ります。

[3] また、CDに関しても、タテ列に注目するとCとDには「3」「4」が入りますが、Dと同じ部屋にはもう「4」があるので、Cに「4」Dに「3」が入ります。このように解き進めていきましょう。

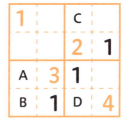

ナンプレ ① レベル★

制限時間／5分

問題

太線で囲まれたエリア（部屋）に1〜4の数字を1つずつ入れましょう。
同じ行・列に同じ数字は入りません。

(1)

1	2	3	
			2
4			
	3	4	1

(2)

1			4
	2		
			1
3			2

(3)

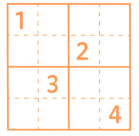

(4)

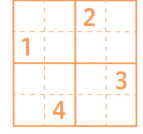

ナンプレ② レベル★★

問 題

太線で囲まれたエリア（部屋）に 1 〜 9 の数字を 1 つずつ入れましょう。
同じ行・列に同じ数字は入りません。

制限時間／**9**分

					1	2	3	
1	2	3			8		4	
8		4			7	6	5	
7	6	5						
						9	1	4
	7	6	5			3		2
	8		4			1	6	5
	1	2	3					

201

ナンプレ ③ レベル★★★

制限時間／15分

問題

太線で囲まれたエリア（部屋）に 1 〜 9 の数字を 1 つずつ入れましょう。
同じ行・列に同じ数字は入りません。

	2			5			3	
5			6		9			8
		3		7		9		
	8						2	
6		5				4		9
	9					5		
		8		6		7		
7			5		2			4
	3			8			9	

ナンプレ ❶ レベル★

······················ 答え ·······················

(1)

1	2	3	4
3	4	1	2
4	1	2	3
2	3	4	1

(2)

1	3	2	4
4	2	3	1
2	4	1	3
3	1	4	2

(3)

1	2	4	3
3	4	2	1
4	3	1	2
2	1	3	4

(4)

4	3	2	1
1	2	3	4
2	1	4	3
3	4	1	2

203

ナンプレ ② レベル★★

答え

6	5	7	9	4	1	2	3	8
1	2	3	6	5	8	7	4	9
8	9	4	2	3	7	6	5	1
7	6	5	1	9	4	8	2	3
9	4	1	8	2	3	5	7	6
2	3	8	7	6	5	9	1	4
4	7	6	5	1	9	3	8	2
3	8	9	4	7	2	1	6	5
5	1	2	3	8	6	4	9	7

ナンプレ ❸ レベル★★★

答え

9	2	6	8	5	4	1	3	7
5	7	1	6	3	9	2	4	8
8	4	3	2	7	1	9	6	5
3	8	4	7	9	5	6	2	1
6	1	5	3	2	8	4	7	9
2	9	7	1	4	6	8	5	3
4	5	8	9	6	3	7	1	2
7	6	9	5	1	2	3	8	4
1	3	2	4	8	7	5	9	6

解説

　本書の最後を飾るのは、言わずと知れた世界的パズル、ナンプレです。ナンプレは筆者がパズルを始めたきっかけであり、お世話になった雑誌・パズル作家の先輩方が世界に広めたものであり、ナンプレなくしては今の自分はないと思います。その想いを込めて、今回のナンプレの問題をつくらせていただきました。

　最後のパズルにナンプレを選んだのにはもうひとつ意図があります。ナンプレは非常に面白く奥深いパズルであると同時に、じつは初心者にとっては難しいパズルなのではないかと思っています。「タテ1列、ヨコ1列、各エリアに1〜9の数字を1つずつおく」というルールは、ほとんどの人が数回読まないと理解できないと思いますし、解く際にもつねに盤面の端から端まで目を光らせ、1個1個地道に数字を埋めていかなければならず、間違えたときの後戻りも難しい。ほんとうにパズル自体がはじめての方からすれば、本書のなかでもっとも複雑で困難なパズルだったかもしれません。

　ナンプレはほんとうに面白い、すばらしいパズルです。ナンプレが現在の世界的なパズルの地位を築いたといっても過言で

はないでしょう。

　そして同時に、もしかすると、はじめてパズルに手を伸ばしてナンプレを手に取り、あきらめてしまった、そんな人もいるような気がするのです。

　そのため、あえて本書ではナンプレを最後に据え、そこまでに至るまでのさまざまなパズルを、シンプルなものから順番に、そしてなるべく飽きないようにバラエティ豊かに揃えました。きっとどこかで初心者の方の入り口になるような、そしてすでにパズルが好きな方にはもっと好きになっていただけるような問題を全身全霊でつくらせていただきました。最終問題のナンプレ、いかがでしたでしょうか。

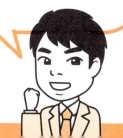

おわりに

　ここまで本書のパズルに取り組んでいただき、ありがとうございます。本書は近年パズル制作の主流となっている機械生成に頼らず、人間が全問題をゼロから考え、ワードエリア・回転漢字・ナンバーピラミッドなど、この本のためにオリジナルでルールから着想したパズルも数多く載せました。どの問題も書き下ろしの新作で、一問一問何分も語れるくらい、作者の思い入れが詰まっています。

　たいへん細かい話になりますが、パズルの奥深さを知ってもらい、そのパズルにしかない魅力を最大限引き出して、いかに楽しんでもらえるかをずっと試行錯誤しながら、パズル作家は問題をつくっています。
　たとえば、ベネチア迷路（27 ページ）であれば、1 問目はルールを直感的に理解しやすいようシンプルな配置と答えにして、2 問目は少し変化をつけて応用的にレベルアップして……と難易度が上がっていき、最後にすべての解き方・見せ方を回収したレベル3 の最終問題になるようにつくっています。回転漢字（37 ページ）では、存在する左右対称の漢字をすべて見たのではないかと思えるほど、数百個の漢字を収集して一つひとつ比較検討しています。

　どんな展開の問題をどういう順番で解いたらルールを理解しやすく、「こんな解け方もあるんだ！」と、パズルの面白さを味わって

もらえるか、どんな見た目ならワクワクするか、問題のなかで感情のリズムがどう動くか、さまざまな想定のなかで問題をつくりながらそれらを見比べて、取捨選択して、全体の流れに合わせて細部の修正もして……というプロセスを経て、本書が完成しました。じつは完成した問題の数倍のボツ問題の山が存在しています。

　この試行錯誤のプロセスでさまざまなアドバイスをいただき要望を実現くださった編集者さん、デザイナーさんにはこの場で感謝を申し上げます。

　長々と書いてしまいましたが、解いている方に楽しんでいただくのがいちばんなので、気楽にパズルを楽しんでいただければさいわいです。

　そして、最後の最後に少し趣向を変えた問題をご用意しました。パズル作家からの最終問題です。

最終問題

　最終問題は、あなた自身でオリジナルのパズル問題をつくって
いただくことです。「えっ？　自分でパズルをつくるなんてムリム
リ！」なんて思っていませんか？　パズル愛好家の９割はパズル
を解く人たちです。パズル作家になりたい、問題をつくりたいと思
う人はごくわずか。ただ、自分で問題をつくってみると、パズルの
見方が180度変わります。パズルの奥深さを実感して、解く側と
してももっとパズルを楽しめるようになります。

　しかも、今回挑戦していただくのは、すでにルールが存在してい
るナンプレのようなパズルではなく、オリジナルでルールから考え
るパズルです。

　あまりにもハードルが高い人は、本書のパズル問題を参考に、新
しいパターンをつくってみるのでもかまいません。ただ願わくば、
あなたのオリジナルパズルづくりにもぜひトライしてみてほしいで
す。

　そのために、これまで表に出ることのなかったパズル作家の思考
法、パズルのつくり方を種明かしします。

1　パズルの着想

　そもそもパズルをどうやって生み出しているのか？　何から考え
るのか？

　最初にコンセプトを決めます。これは難しく考えず、「数字のパ

ズルがつくりたい」「言葉のパズルがつくりたい」「迷路みたいな見た目のものをつくりたい」「音楽にまつわるもの（？）をつくりたい」などなんでもありです。アイデアの種は無限です。

　わたしの場合は、数字を使って作業するだけの無機質なパズルではなく、生活と地続きになっている有機的なものをつくりたいという想いが昔から強く、身近なものからパズル問題の種を探しています。せっかくなら、パズルを解きながら何か現実世界のイメージが平面の上に立ち現れてほしい、風が吹き、水の音がして、緑が見え、昔の旅行を思い出して、昔の友に想いを馳せて、パズルを通して自分の人生を再発見するというとおこがましいですが、少しでもそういう体験ができるパズルこそ、人間がつくる意味があるのではないかと思っています。

　たとえば、ライトハウス（107ページ）は部屋にあるライト（光）をパズルにできないかなとふと思ったり、ワードエリア①②（17ページ）は過去の絡まりあった思い出や記憶を解きほぐせないかと感じたりしたのが着想のきっかけでした。ほかにも学生時代につくったパズルで「風」「水」「火」「天気」を問題にしたものもありました。日常にアイデアの種は溢れています。

- 自分の見たもの
- 自分の聞いたもの
- 自分が感じたもの
- 自分がしたいこと

これらをヒントに、何かパズル問題のモチーフになりそうなものはないか考えてみてください。

2　コンセプトをパズルという平面に落とし、メインですることを決める

モチーフを決めたら、それを問題化していきます。まずはパズルとして問題と答えが成立する必要があるので、コンセプトを平面に落として盤面をつくります。ここが問題づくりの最大の山場で、いちばん面白いところです。鉛筆でできることは限られているので、漢字を使うのか、数字を使うのか、線を引くのか、丸を付けるのか、マスを塗りつぶすのか、手の動きを考えます。ワードエリア（17ページ）を例にしていくと、記憶や思い出が言葉として抽出され、それらを解きほぐすというコンセプトを、紙に線を引いてエリアに分割することによってパズルとして成り立たせています。

3　パズルとして面白くなるように、調整して磨きをかけていく

手の動かし方（鉛筆でする作業）と盤面が決まったら、補助的な要素を考えます。問題として成立するため・面白くするためにはどんなパーツが必要なのか、これもワードエリアなら正方形の盤面を用意し、中の点線に線を引いて分割していくとか、分割の前に言葉のリストを用意しておくとか、リストの言葉は関連性のあるものにするとか（これは作成側が勝手に守るルールですが）。おそらく最初の素案は十中八九うまくいかないので、試行錯誤が必要になってきます。ちなみに、ある程度知識と経験、すなわち多くのパズル問

題に触れているほど引き出しが増えて、問題化しやすくなります。

　問題化するときの観点は次の3つです。

- 知識・経験を問わず誰もが解けるか
- 色々な解き筋が考えられるか
- 解いていて楽しいか

　解き筋とは、ナンプレ（197ページ）を例にとると、1つの部屋に1〜8の数字が全て埋まると最後の空きマスに9がほかの部屋の「9」との兼ね合いから入るといったものや、1つの部屋のなかで「1」が入り得るマスがもう1つしかないので確定する、などの解け方・決まり方のことです。何度も試行錯誤しながら、問題化し、一度固まった問題でも改めて解き直してみると難しかったり、理解がしにくかったり、楽しくなかったりしてボツになります。本書でも収録した全20種類それぞれの問題の3〜5倍以上のボツのパズルが生み出されています。

　また、本書のオリジナルパズルを考える際は、「数字を扱う問題や線を引く問題が多すぎないか？」「問題がワンパターンでないか？」とパズル問題の種類を見てバランスを整えたり、本のサイズも加味しました。

　徐々に慣れていくと、同じ種類のパズルのなかでも色々な趣向のパズルがつくれるようになってきます。そのなかで、

- 見た瞬間に解きたくなるか
- シンプルなルールか
- 解いていて楽しいか

を意識してみるとステップアップです。どんな問題でも初見だと慣れるまで数問はかかります。難しいものは10問、20問解いてはじめてルールがわかるものもありますが、基本的にはシンプルでわかりやすい問題が人にも解いてもらいやすいです。それでも多くの展開が見えるような問題をつくれたら最後の仕上げです。

4　自分で解いてみる

　最後に解答者として自分の問題に挑戦してみましょう。既存のパズルにない新しさや解いたあとの爽快感はあるでしょうか？　パズルは楽しむものです。はじめは複雑になりがちですが難しく考えず、最後はシンプルに楽しみながら解けることがいちばんです。頭の体操ですから、きつい・苦しいよりかはリラックスして楽しめるものであればいいなと願っています。

　本書を最後までお読みいただき、ありがとうございました。
　次はあなたのつくった問題にわたしが挑戦できる日を楽しみにしています。

著者紹介

谷政一郎 (たに・せいいちろう)

1999 年生まれ、東京大学卒。パズル作家歴 13 年。

中学 2 年生でパズル作家デビューし、大手パズル雑誌に当時最年少で最多 20 問が掲載される。

これまで 7000 問以上のパズルを作成。数々のオンラインのパズル大会で優勝、NHK をはじめ、メディアにも多数出演。

自作のパズル問題は 100 冊以上の本や雑誌に掲載されている。

「本当に面白いパズルを届ける」をミッションに、講演や執筆活動をおこなっている。

X：@seiichiro_tani

アチーブメント出版
X ……………… @achibook
facebook …… https://www.facebook.com/achibook
Instagram …… achievementpublishing

より良い本づくりのために、ご意見・ご感想を募集しています。
左記よりお寄せください。

東大脳トレ
～ゲーム感覚で楽しめる大人の頭の体操～

2024年（令和6年）12月25日　第1刷発行

著　者　谷政一郎
発行者　塚本晴久
発行所　アチーブメント出版株式会社
　　　　〒141-0031
　　　　東京都品川区西五反田2-19-2　荒久ビル4F
　　　　TEL 03-5719-5503／FAX 03-5719-5513
　　　　https://www.achibook.co.jp

装丁　　　　　　荻原弦一郎（256）
本文デザイン・DTP　次葉
編集協力　　　　est Inc.
校正　　　　　　株式会社文字工房燦光
印刷・製本　　　株式会社光邦

©2024 Seiichiro Tani Printed in Japan　　　乱丁・落丁本はお取り替え致します。
ISBN 978-4-86643-160-4